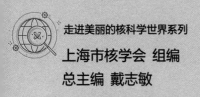

走进美丽的核科学世界系列

上海市核学会 组编

总主编 戴志敏

寻找疾病的蛛丝马迹
标记与检验医学

康向东◎主　编

吴　蓉◎副主编

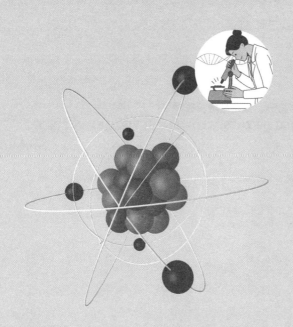

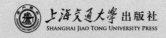
上海交通大学出版社
SHANGHAI JIAO TONG UNIVERSITY PRESS

内容提要

本书为"走进美丽的核科学世界系列"之一，主要介绍了机体在发生疾病过程中留在体液、分泌物和排泄物中的各种病理生理改变的"蛛丝马迹"，以及相应的寻找疾病"蛛丝马迹"的各种神奇现代医学检验技术。具体内容包括肿瘤、代谢性疾病、自身免疫病和感染性疾病等多种常见病的病理生理变化及标记免疫技术在临床疾病诊断和治疗中的应用。本书可供大众了解常见病及其医学检验知识，适合广大青少年、老年人及希望了解标记免疫技术的相关人士与科普爱好者阅读。

图书在版编目（CIP）数据

寻找疾病的蛛丝马迹：标记与检验医学/康向东主编；吴蓉副主编. —上海：上海交通大学出版社，2023.9

（走进美丽的核科学世界系列）

ISBN 978－7－313－29261－2

Ⅰ. ①寻⋯　Ⅱ. ①康⋯②吴⋯　Ⅲ. ①免疫学－医学检验 Ⅳ. ①R446.6

中国国家版本馆 CIP 数据核字（2023）第 155521 号

寻找疾病的蛛丝马迹：标记与检验医学
XUNZHAO JIBING DE ZHUSIMAJI：BIAOJI YU JIANYAN YIXUE

主　　编：康向东　　　　　　　　　副主编：吴　蓉
出版发行：上海交通大学出版社　　　地　　址：上海市番禺路 951 号
邮政编码：200030　　　　　　　　　电　　话：021－64071208
印　　制：上海新艺印刷有限公司　　经　　销：全国新华书店
开　　本：880mm×1230mm　1/32　　印　　张：5.25
字　　数：116 千字
版　　次：2023 年 9 月第 1 版　　　　印　　次：2023 年 9 月第 1 次印刷
书　　号：ISBN 978－7－313－29261－2
定　　价：39.00 元

丛书编委会

总　序

核科学的发展起源于物质放射性的发现。1896 年法国物理学家贝可勒尔发现铀的天然放射性后，迅速引起了一大批科学家的极大兴趣，他们为揭示物质组成的奥秘而展开了一场空前的竞赛。

居里夫妇系统地研究了当时已知的其他所有元素，发现铀与钍及其化合物都具有天然放射性，并发现了比铀放射性更强的元素钋与镭。他们于 1898 年发表了研究成果，证实了能够发射射线是放射性元素的特性。由于放射性的发现，居里夫妇与贝可勒尔分享了 1903 年的诺贝尔物理学奖。就在居里夫妇发现镭的当年（1897 年），英国物理学家汤姆孙发现了电子，并因此获 1906 年的诺贝尔物理学奖。随后，汤姆孙的学生卢瑟福证实了由放射性衰变产生的 α 射线就是高速运动的氦原子核，为此获 1908 年的诺贝尔化学奖。1919 年，卢瑟福利用人工核反应发现了质子，并预言了中子的存在，该预言于 1932 年为其学生查德威克所证实，查德威克因发现中子而获得了 1935 年的诺贝尔物理学奖。汤姆孙、卢瑟福、查德威克的发现揭示了原子核的存在，从此人类开启了对原子核结构性质与应用的研究。

1938 年，德国物理学家哈恩在实验中发现了铀原子核的裂变现象。随后，被誉为"原子弹之母"的莉泽·迈特纳在遭受纳粹迫害流亡他乡的路途中运用爱因斯坦的质能方程给出了核裂变实验及其释放巨大能量的解释。哈恩因发现核裂变获得了1944年的诺贝尔化学奖。1942年，意大利著名物理学家费米在美国芝加哥大学实现了人类历史上第一个核裂变链式反应，人类深入研究与利用核能的历史帷幕自此拉开。核能的发现首先被用于军事，第二次世界大战期间，德国的"纳粹核计划"催生了美国的"曼哈顿计划"，最终核武器首先在美国研制成功。我国分别于1964年、1967年和1974年拥有了自己的原子弹、氢弹与核潜艇，由此拥有了战略核力量并建立了完整的核燃料循环体系。

从物质深层结构的探索到核技术的广泛研究应用，核科学在20世纪初开始蓬勃发展，成为20世纪人类最重大的创造之一。随着学科间的交叉融合，核科学技术在核物理、反应堆、加速器、核电子学、辐射工艺、核农学、核医学、核材料，以及环境、生物、考古、地质与国防安全等领域广泛应用，与人类的生存和发展息息相关。

核能是目前世界上清洁、高效、安全并可规模化应用的绿色能源之一，在人类开发新能源的征程中，核能对保障人类的生存发展和维护国家地位与安全发挥了重大作用。当下，核能应用水平已成为衡量综合国力的一项重要指标，也是当前各国解决能源不足问题和应对气候变化的重要战略。在确保安全的前提下，积极有序地发展核能对我国确保能源长期稳定供应及实现2060年碳中和目标尤为重要。核科学备受人们关注的另一个重要应用是面向人民生命健康的核医学。作为核裂变副产品的放射性同位素可以用来诊断和治疗肿瘤，以及心血管、甲

寻找疾病的蛛丝马迹：标记与检验医学

状腺、骨关节和其他器官疾病；核标记免疫分析让病变无处遁形；基于粒子加速器的质子、重离子治疗可以有效杀死癌细胞而对正常细胞影响很小，是精准医学诊治领域不可或缺的工具；核技术还可破译中医药千年"密码"，为人类健康保驾护航。在农业上，辐射育种可获得优良品种；辐照保鲜不仅可以提高农产品与食品的质量，而且可以延长其储藏时间，成为食品的安全卫士。另外，辐射加工可以使各类材料改性从而获得优质性能；还可用于医疗器材消毒、环境污染物处理等，能极大地改善人们的生存环境。形形色色的粒子加速器则是各类辐射粒子源的"加工厂"，是研究核科学、发展核技术的重要手段。

然而，由于公众对核科学缺乏基本的认识，再加上一些误导和不恰当的宣传，"恐核"现象依然存在。因此，核科学知识亟待普及。

上海市核学会一直致力于核科学技术的传播与推广，组织编写和出版过一系列学术专著及科普丛书。在学术专著方面，近年来，原理事长杨福家先生作为总主编的"核能与核技术出版工程"已出版近30种图书，入选了"十二五"与"十三五"国家重点图书出版规划项目；其中，原理事长赵振堂先生主编的子系列"先进粒子加速器系列"是本丛书中的特色系列，得到了国家出版基金的支持；另外，丛书中部分英文版图书已输出至国际著名出版集团爱思唯尔与施普林格，在学术界与出版界都取得了良好的社会效益。在科普书方面，上海市核学会曾在20世纪80年代组织编写过一套核技术丛书，主编由时任上海市核学会理事长的张家骅先生担任，当时对普及与推动核技术应用起到了积极作用。40年过去了，核技术有了更多更新的发展，应用领域不断拓展，核科普宣传也应该顺应时代发展，及时更新知识。经与上海交通大学出版社多次讨论，上海市核学会决定启动新时代的核科普丛书"走进美丽的核科学世界系列"的编撰工作。本科普丛书的编写队伍由上海市核学会各专业分会学者、高级科普专家，以及全国核科学领域爱好科普宣传的优秀学者联合组成。丛书按不同主题划分为不同分册，分别介绍核科学的基础研究以及在各个领域的应用。丛书运用大众能接受的语言，并辅以漫画或直观图示，将趣味性、故事性、人文历史元素与具体科学研究的产生、发展和应用融合在一起，展现科学、思想方法的过程美，突出核科学技术的应用美。希望本丛书的出版能让大众真正认识和理解核科学，并且发现核科学的"美"，从而提高科学素养，走近核科学，受益于核科学，推动核科学更好地为人类服务。

戴志敏

2021 年 3 月

前　言

众所周知，医生能通过临床经验和辅助检查发现和诊断疾病。任何疾病都会使机体发生异常变化，这些变化就是疾病留下来的可用于疾病诊断的"蛛丝马迹"，可以借助于先进的医学检验技术，即各种神奇的"放大镜"进行检测，通过对机体体液、分泌物和代谢物的检测，分析机体极其微小的改变，寻找和发现这些疾病引起改变的"蛛丝马迹"，就可以正确诊断和帮助治疗疾病。

医学检验是利用现代的仪器设备对取自人体的材料进行生理病理分析，从而为预防、诊断、治疗人体疾病和评估人体健康提供信息的一门学科。为了普及疾病诊断与防治的相关知识，增加患者对疾病"蛛丝马迹"的了解和认识，消除患者面对疾病的恐惧，我们组织编写了《寻找疾病的蛛丝马迹——标记与检验医学》，旨在通过科普的形式普及检验医学中各种疾病留下的"蛛丝马迹"和用于寻找它们的神奇"放大镜"，为人民群众了解和认识疾病，预防和及时诊疗疾病打下良好基础。

健康是永恒的主题，医学科普是提高全民健康水平最根本最有效的措施之一。医学检验技术是当代临床疾病诊断学的重要组成部分，标记技术的发展极大地促进了检验技术的进步，是揭示疾病"蛛丝马迹"的有力武器，特别是在疾病的精准诊疗和疗效评估方面发挥着其他检查方法不可替代的作用。本书运用通俗的语言，讲解以器官系统整合为中心，以疾病为线索，以实验室检查手段为导向，通过对患者的临床表现及实验室检查结果等进行综合分析，为疾病的诊断和防治做出正确的决策。

本书尽可能做到科学性、趣味性、艺术性和实用性的统一，注重内涵和启发性作用，力求深入浅出，图文并茂。通过科普宣传使人们了解和认识这些疾病的"蛛丝马迹"，将有益于患者及时就诊和得到有效的治疗，为促进人民群众健康、改善生活质量，进一步提高人民群众的健康意识和健康水平发挥作用，同时也力求加深人民群众对检验技术的认识和了解。

本书由康向东主持撰写和主审，吴蓉组织编审，主要撰写者有郭平、阳圣、陶嵘、郑瑾、陈自喜、沈芳。

衷心感谢上海市核学会的支持，感谢编委和编者所付出的辛劳！衷心希望本书能对广大读者有所帮助。对于本书中仍可能存在的遗憾、不足、缺陷或错误，敬请广大读者批评指正。

寻找疾病的蛛丝马迹：标记与检验医学

目　录

第 2 章 日新月异的标记与检测技术·············· 023

第 3 章 肿瘤检测·································· 039

第 **4** 章　现代文明病——代谢性疾病检测 ······ 058

第 6 章 感染性疾病

第 **1** 章

病魔在机体内留下的痕迹

早期的解剖学家把人体比作宏观宇宙的缩影，认为人体组成包罗天地万象。随着科学技术的发展，我们逐渐发现过去人们如此描述也不无道理，人体确实是一个复杂而有序的结构，比例完美，构造精妙，形象地说如同一座精心设计建造的现代化工厂。

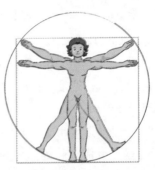

拥有完美比例的人体

认识人体九大系统

当我们把身体比作工厂时，体内数十万亿的细胞就是厂里的"员工"。"员工"在初入工厂时会按照外形、脾气和特长进行合理分配。志同道合，配合默契的"员工"们形成"工作小组"，一同进入车间工作，将各类原材料（食物、水、空气等）加工成工厂需要的物质（糖类、脂肪、蛋白质、维生素、微量元素等），输送到各自的目

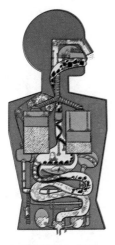

各司其职的工厂员工

的地，维持"身体工厂"正常运作。

通常我们把"长相"类似、功能相关的细胞互相结合形成的结构称为组织，也就是前面提到的"工作小组"，人体的四大组织包括上皮组织（皮肤、汗腺等）、结缔组织（血液、骨骼、软骨、淋巴等）、肌肉组织（心肌、骨骼肌、平滑肌）、神经组织（神经细胞、神经胶质等）。几种不同类型的组织经发育分化并相互结合构成具有一定形态和功能的结构称为器官（大脑、心脏、肝脏、肾脏等），就是前面提到的"车间"。将相互关联，共同完成或持续执行特定工作的"车间"联合起来，就形成了人体的九大系统。

运动系统由骨、骨连结和骨骼肌三种器官组成，骨通过不同形式的连接，构成骨骼。"身体工厂"的一切行动都离不开运动系统的协调，而骨骼组成了"身体工厂"的基本框架。一部分骨骼粗且长，能够承受"千斤"重担，独挑大梁，为后续"厂房"的搭建提供牢固的基础；另一部分骨骼短而精，可以完成灵活复杂的多角度运动；此外，还有一部分骨骼扁又平，形成坚固的外墙，保护内部"车间"安全。骨骼借助骨骼肌的力量支撑起整个"身体工厂"，可

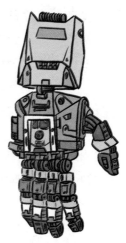

运动系统比机械手更复杂灵活

以对外部的物品进行搬运，需要时也可进行整体移动。

"身体工厂"每天需要大量的能量维持运转，能量来源于人体摄入的外界色香味美的各类食物，然而这些食物对于工厂中的小小"员工"们来说过于巨大，他们无法吃掉一整只鸡腿。因此就需要将这些美食转化成"员工"们可以利用的小分子物质，这就是消化系统的主要功能。消化系统还将联合循环系统一起为辛勤工作的"员工"们做好"送餐上门"和"垃圾回收"服务。消化系统由消化管和消化腺两部分组成。消化

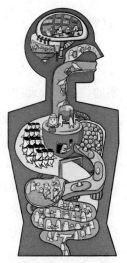

曲曲折折的消化系统

管起自口腔，延续咽、食管、胃、小肠（十二指肠、空肠、回肠）、大肠（盲肠、阑尾、结肠、直肠、肛管）直至肛门，所有这些器官由一根软软的管道弯弯折折地串联起来。消化腺包括分散在消化管各部管壁内的小消化腺以及借助导管将分泌物排入消化管内的大消化腺：唾液腺、肝脏和胰脏。消化腺通过分泌化学物质帮助消化。

呼吸系统是"身体工厂"的新风系统，通过与外界进行气体交换维持整个厂区员工的氧气供应。呼吸系统包括鼻、咽、喉、气管、肺脏、胸膜等组织，当"身体工厂"需要更多氧气时，会向呼吸系统发出信号，与呼吸有关的骨骼和肌肉开始推动肺部使其膨胀与收缩，空气从外界进入鼻腔或口腔，通过咽喉进入较大的主支气管，再进入更多更小的细支气管，最后进入肺泡。肺泡中充满空气，就像一个个气球，能通过与毛细血

管的接触，交换氧气和二氧化碳气体。

泌尿系统负责将工厂运转过程中产生的不能继续利用的或有害的物质向外输送，对维持环境整洁有重要作用，是名副其实的"废水处理中心"。泌尿系统由肾脏、输尿管、膀胱及尿道多个"车间"组成。"肾脏车间"位于"身体工厂"的两侧，肩负排泄代谢产物、有害物质以及多余水分的重任。"肾脏车间"连接着肾动脉、肾静脉、输尿管三条"管道"，"车间"内有数百万个被称为肾单位的血液过滤器，这些过滤器十分微小，只有通过显微镜才能观察到。肾单位由肾小体和肾小管组成，而肾小体又由肾小球、肾小囊组成。血液从肾动脉进入"车间"后流经肾小球，再从肾静脉流出，在此过程中水分、电解质、葡萄糖以及其他小分子物质一同被滤出形成"原尿"。

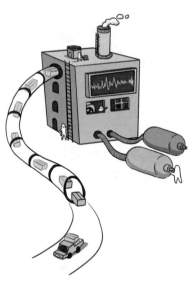

日夜不停运转的"肾脏车间"

随后原尿依次通过肾小囊、肾小管、集合管组成的"流水线"，对尿液进行浓缩和稀释，在这个过程中原尿中的糖、蛋白质等营养物质以及绝大部分的水被重吸收回血液，一部分盐被重吸收，同时伴有氢离子、钾离子、肌酐等物质的分泌，最终形成尿液。尿液由输尿管入膀胱，最终从尿道排出体外。"肾脏车间"从早到晚马不停蹄，每天过滤产生大约180升原尿，相当于十几个饮水机水桶的量，随后又不辞辛劳将其浓缩，最终形成1～2升的终尿，正可谓浓缩的"精华"。

生殖系统男女有别，按功能由生殖腺、生殖管道和附属器官等组成，负责下一代"工厂"的"建设"。

内分泌系统分布在"身体工厂"的多个部位，起着维持厂区工作环境稳定，调节工作节律，增强"员工"应对突发事件能力的作用。人体主要的内分泌腺有甲状腺、甲状旁腺、肾上腺、垂体、松果体、胰岛、胸腺和性腺等。内分泌系统采用各种手段发放"福利"——激素，来调动"员工"的工作热情。比如我们较为熟悉的胰岛素、性激素、肾上腺素等。

神经系统负责"身体工厂"的统一管理，部门员工遍及身体各处，负责传递来自工厂最高指示（大脑）的命令，同时也负责反馈身体各处意见，使整个工厂有序生产。神经系统分为中枢神经系统和周围神经系统。中枢神经系统包括脑和脊髓，周围神经系统包括脑神经和脊神经。大脑属于中枢神经系统，是神经系统的主要部分，大脑中有大量神经细胞聚集，构成神经网络和回路，负

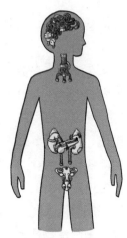

内分泌"车间"的分布位置

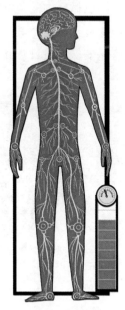

遍布整个"身体工厂"的神经系统

责信息的传递、储存和加工，产生各种心理活动并支配与控制人体行为。

免疫系统是抵抗外来病原体入侵最重要的防卫机制。为保证安全生产，"身体工厂"中设有多道防线。第一道防线位于工厂外围，由皮肤、黏膜、消化道、呼吸道和生殖泌尿道黏膜组成，负责隔离外界污染，分泌各类杀菌、抑菌物质，减轻或消除病原微生物的危害，发挥物理屏障与生物化学屏障作用。第二道防线由工厂内巡逻的安保人员（免疫细胞）组成，一旦发现病原体入侵，它们会迅速集结到指定位置，通过吞噬或释放生物活性物质及时清除危害。第三道防线由免疫器官（胸腺、骨髓、淋巴结、脾脏、黏膜相关淋巴组织等）、血液循环和淋巴循环中的免疫细胞（淋巴细胞、吞噬细胞等）组成。中枢免疫器官是招募、培训安保人员的重要场所，而外周免疫器官是安保人员日常驻扎地点。此外，免疫系统还起到为"身体工厂"的退休员工、伤残员工办理离职，消灭潜伏在工厂内的破坏分子——肿瘤细胞的作用。

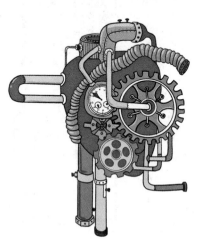

循环系统的核"心"

循环系统负责"身体工厂"的货物运输，员工足迹遍布工厂各个角落。根据分工不同分为负责氧气、物质运输的心血管系统和负责厂区安全防御的淋巴系统。心血管系统内循环流动的是血液，淋巴管道系统中流动的是淋巴液。淋巴液沿淋巴管道流向心脏汇入静脉，淋巴系统引流淋巴液，清除机体内的异物、细菌等，淋巴结分散在各处，如同"关卡"一般发挥滤过作用，有效阻止病原体经淋巴管进入血液。

平日里九大系统平稳运行，维持工厂的高效生产。如果某个环节出现异常，平衡被打破，身体机能失衡，疾病就发生了，这时候在医院检验科工作的检验医生就会化身为维护工厂正常运转的"工程师"上岗了。"工程师们"首先要明确问题集中在哪个区域，由上到下检查"身体工厂"的头面部、颈部、胸部、躯干、四肢；由内而外检查"身体工厂"的重要器官、血管、肌肉、关节、皮肤、毛发。通过对"身体工厂"各处管道中的血液、体液或组织进行检查，"工程师们"可以发现疾病留下的蛛丝马迹。

血液中的痕迹

血液由血细胞和血浆组成，如果我们把一滴血放大数千倍，就可以观察到由红细胞、白细胞与血小板组成的"生力军"。红细胞是血液中数量最多的细胞，因其"身体"里充满血红蛋白呈鲜红色而得名。肺部红细胞中的血红蛋白可与空气中的氧结合，再通过遍布全身的"快车道"（动脉）将氧气输送到各个角落，顺路还能捎上营

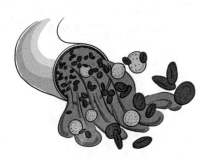

血液的组成

养物质，在血管中进行气体和营养物质的运输交换工作，是"身体工厂"不可或缺的"运输队"成员。

在血液中正常工作的"白细胞兄弟"一共五人，老大中性粒细胞、老二淋巴细胞、老三单核细胞、老四嗜酸性粒细胞、老五嗜碱性粒细胞。他们分别以不同的职责保护着"身体工厂"的安全。中性粒细胞作为老大身负重任，长期在厂区各个通道巡逻，处于机体抵御病原微生物入侵的第一线，一旦发现正在"搞破坏"的细菌、病毒等微生物，中性粒细胞会立刻发出"警报"通知其他兄弟，对破坏分子进行围剿。五兄弟各个身怀绝技，中性粒细胞和单核细胞运动能力出众，可以追击病原微生物，将其吞入体内消化分解，清除衰老的细胞和细胞碎片，参与免疫反应；淋巴细胞身兼多职，负责情报收集联络，把握入侵病原微生物的形象特征，根据这些特征制造"追踪导弹"（抗体）消灭病原微生物，也可以直接杀伤被微生物入侵的细胞；嗜酸性粒细胞对寄生虫有很强的杀灭能力，在发生过敏时可以释放细胞内容物（组胺酶、芳基硫酸酯酶）来抑制过敏反应；嗜碱性粒细胞的"体内"含有大量生物活性物质（组胺、前列腺素、白三烯、血小板活化因子、嗜酸性粒细胞趋化因子等），能参与抗感染与免疫反应。嗜酸性粒细胞和嗜碱性粒细胞是"身体工厂"中的特种兵，正常情况下数量不多。

血小板是血液中体积最小的有形成分，但我们可别因为"个儿小"就小看了它。当"身体工厂"中的管道破损流血时，血小板会迅速集结并改变自身形状，"手拉手，肩并肩"形成一道"墙壁"封堵漏洞，在凝血和止血过程中起着重要作用。

我们可以在医院的血常规化验单上找到红细胞、血红蛋白、白细胞计数、白细胞分类以及血小板计数的结果，当这些指标超过参考范围时，常常提示着我们的身体状态发生了变化。

血液中除了血细胞以外，还有一部分重要组成——血浆。血浆呈淡黄色，其中90%左右是水分，其余10%包括蛋白质、脂类、无机盐、糖、氨基酸、核糖核酸等。血浆的主要作用是运载血细胞，运输维持生命活动所需物质和机体代谢的产物等。健康人血浆中各种化学成分会在特定范围内变动，当病魔入侵机体时，我们的身体会立即做出反应，血浆中的化学成分也会发生相应的改变，通过对这些化学物质的含量进行检测，可以有针对性地提示身体出现的变化。

拉响"感染性炎症警报器"——急性时相反应蛋白

日常生活中想必大家一定经历过牙齿疼、喉咙痛、拉肚子等小毛病，当你出现这些症状时，表明身体的某些部位"发炎"了。"发炎"更规范的叫法是发生炎症，炎症是身体应对刺激的一种保护性反应，可发生于全身各个部位。由于炎症刺激，血液中一些蛋白的水平会发生显著改变，这部分蛋白就称作急性时相反应蛋白。通过抽血化验，检验医生就可以向临床医生报告患者目前的状态。临床上开展的急性时相反应蛋白主要有C反应蛋白（CRP）、血清淀粉样蛋白A（SAA）等。CRP是目前运用最广泛的炎症评估指标之一，出现急性炎症后6~8小时，指标开始升高，炎症越剧烈CRP就越高。当人体身强体壮时，可以靠强大的免疫力和一定的药物治疗战胜诱发炎症的因素，急性炎症消退，CRP也会逐渐恢复到正常水平，身体康复。当身体虚弱时，疾病占优势地位，炎症可能持续存在并不断发展，长期不愈还可能迁延为慢性炎症，此时CRP可能维持在高于正常范围的水平上，提示疾病未愈，需要继续治疗随访。CRP作为评估标准美中不足的是，对于病毒感染性疾病，CRP的变化不是特别明显，通常不升高或仅仅轻度升高。因此，临床上还会联合开展SAA的检测以辅助诊断病毒感染。SAA在正常情况下保持低水平，当病毒和细菌感染时均升高，但对于微弱的炎症刺激，SAA较CRP更灵敏，更早出现变化且升高幅度更大。因此，在病毒感染患者和早期细菌感染患者中，SAA是一个较为有用的指标，正受到人们越来越多的关注。

人体内最大"车间"的生产质量鉴定——肝功能

肝脏是我们"身体工厂"中最大的"生产车间"，"车间"招募了成千上万的"员工"——肝细胞。之所以要招这么多员工，是因为"车间"每天都有大量的工作安排。第一，肝脏对进入消化道的食物做进一步加工，将这些食物的营养分解后合成人体需要的物质，使之得到充分利用，并储存多余营养物质；第二，肝脏合成并分泌胆汁酸，帮助脂肪的消化吸收；第三，肝脏具有强大的解毒能力，血液中的毒素经过肝脏的转化后毒性降低，溶解性变强，可随胆汁或尿液排出体外，降低对身体的损害；第四，肝脏也承担了"身体工厂"一部分的"警戒"职责，肝脏中的免疫细胞通过吞噬、消化等方式清除"入侵者"；第五，肝脏具有调节身体中血液量的能力，在肝脏中储存了一部分血液，可以在需要时贡献出来为其他器官使用；第六，肝脏"车间"每天制造各种蛋白，提供给"工厂"其他部门使用，比如，制造帮助血液凝固的凝血因子、帮助抵抗感染的补体蛋白和急性时相反应蛋白、发挥运输功能的载体蛋白等。其中白蛋白（ALB）是人体血浆中含量最高的蛋白质，肝脏每天分泌的蛋白中有 50% 左右都是 ALB。当感染、药物、代谢等各种原因破坏了肝脏"车间"正常的生产秩序时，肝脏对各类"原料"的使用或"成品"的出厂就会受到影响。通过对应的实验室检测项目可以发现端倪，比如当乙型肝炎病毒感染导致肝细胞破坏，丙氨酸氨基转移酶（ALT）和（或）天冬氨酸氨基转移酶（AST）从肝细胞中释放，血液中的转氨酶水平会随着肝脏破坏的严重程度而升高；又如肝脏长期受损会影响蛋白质的合成，受影响最大的是 ALB 的合成，在一些慢性肝炎或肝硬化的患者中，ALB 水平会出现明显下降。类似的反映肝脏功能变化的指标还有总胆红素（TBIL）、直接胆红素（DBIL）、碱性磷酸酶（AKP）、γ-谷氨酰转肽酶（γ-GT）等，这些指标的升高都提示肝脏可能存在问题。

人体"废水处理中心"的功能鉴定——肾功能

"身体工厂"每时每刻都在运作中产生废物，为了将有害物质排出体外，维持水盐平衡、调节血压以及发挥其他生理功能，肾脏作为人体"废水处理中心"可以说是相当"忙碌"。由于肾脏具有极强的代偿能力，即使有超过一半的"员工"累趴下也不会有明显异常的表现，因此，肾脏的健康更需要引起大家重视，有必要定期进行肾功能检查以免错过最佳治疗时机。肾功能受损将使机体在排泄代谢废物和调节酸碱平衡等方面发生紊乱，可通过血液检查反映肾脏功能的一系列指标，如血肌酐（SCr）、内生肌酐清除率（CCR）、肾小球滤过率（GFR）等。

SCr 一方面来源于肉类食物在体内代谢后的产物，另一方面来源于身体肌肉的代谢产物。当肉类摄入量以及个体肌肉量稳定时，SCr 也能保持相对恒定。肌酐主要通过肾小球滤过后排出体外，而由于肾脏强大的代偿能力，当肾脏滤过能力轻度受损时肌酐不会明显升高。因此，当 SCr 水平明显升高时，表明肾脏的滤过功能已经受到严重影响，这也是有些患者在疾病晚期才被发现的原因。

那么有什么检测指标可以更早地对肾功能异常进行提示呢？随着医学的发展，人们发现 CCR 是反映肾小球滤过功能的敏感指标。当患者出现肾小球滤过功能降低，而 SCr 水平正常时，CCR 已开始下降。这项指标较为准确，但需提前收集患者 24 小时尿液，对饮食也有一定要求，因此该项测试开展并不广泛。临床上通常使用估算的肾小球滤过率（eGFR）来评价肾功能，根据年龄、性别、SCr 结果通过公式计算后得到 eGFR，结果十分客观，是反应肾功能最好的一个指标。eGFR 的正常值取决于年龄、性别和体型大小，为 $90\sim120\,mL$（$min \cdot 1.73\,m^2$），但即使在健康人群中也有显著差异。eGFR 在 $60\sim89\,mL/$（$min \cdot 1.73\,m^3$）之间超过 3 个月以上，伴有肾脏损伤（如持续蛋白尿）时，意味着有早期肾脏疾病。

危急时刻"护心三剑客"——心肌标志物

心脏是"身体工厂"的"核心"，源源不断地为整个厂区输送能源（氧气）。心脏昼夜不息地跳动，主要靠的就是心肌不断地收缩与舒张。随着生活节奏的加快和人口老龄化的加剧，心血管疾病发病率逐年上升，已成为威胁人类生命安全的"头号杀手"。心脏一旦出现问题往往非常紧急，需要医生及时做出正确处理，否则预后较差。心肌标志物"三剑客"肌钙蛋白（Tn）、肌红蛋白（Mb）、肌酸激酶同工酶（CK‑MB）是目前公认的心肌损伤指标，对诊断急性心肌梗死，评价溶栓治疗效果，评估梗死范围等具有重要价值，临床医生通过这些指标可以快速判断是否出现心肌损伤，及时采取治疗措施。

当各种原因导致心肌细胞受损时，这些标志物会从细胞内释进入血液，并在短时间内迅速升高。尤其是心肌细胞所特有的心肌肌钙蛋白（cTn），它在发生急性心肌梗死的第 3～8 小时升高，12～24 小时达到高峰，维持 14 天左右。Mb 对于心肌梗死具有很高的敏感性，在心肌坏死后迅速释放，是最早开始升高的心肌标志物，阴性测试结果有助于排除急性心梗的可能。CK‑MB 在心肌梗死的 3～8 小时开始升高，16～24 小时达峰值，3 天后恢复正常，也是急性心肌梗死诊断的重要标志物。

燃了脂肪美了人生——血脂

最新发布的《中国血脂管理指南（2023 年）》（2023 年 3 月发表于《中华心血管病杂志》）中提到，近几十年来中国人群的血脂异常率明显增加，其中以高胆固醇血症的增加最为明显。血脂即血液中的脂质，一提到这个词，老百姓总会与高血压、心脏病联系起来，认为这不是个好东西。其实，脂质是我们身体重要的能量来源，也是构成细胞必不可少的成分。俗话说通过运动"燃烧脂肪"，就是通过运动促进脂质分解代谢以产生大量能量，只要血脂水平控制在一定范围，对我们的身体有益无害。血脂组成复杂，包括胆固醇、甘油三酯、游离脂肪酸等。通常我们主要通过以下几个指标来判断血脂水平：总胆固醇（TC）、甘油三酯（TG）、低密度脂蛋白胆固醇（LDL－C）、高密度脂蛋白胆固醇（HDL－C）等。

胆固醇是一种不溶于水的"油"性物质，血液中的胆固醇必须与称为载脂蛋白的蛋白质和磷脂结合后以各类脂蛋白的形式存于血液中，因此我们检测的 TC 就是各类脂蛋白中所含胆固醇的总和。人体每天从食物中获取胆固醇，自身也可以合成胆固醇，通过合成代谢，体内胆固醇水平始终处于相对平衡状态。当胆固醇因饮食、代谢等因素超过机体的需要后，多余的胆固醇就开始堆积在血管壁上，久而久之血管变窄"交通堵塞"，长此以往可能导致心梗、脑梗的发生。

甘油三酯是人体主要的能量储存库，主要来源于食物，少部分由人体自身合成，我们平时吃的肉，饭菜中的油就包含甘油三酯。当血液中 TG 含量过高时，会增加心脑血管病以及胰腺疾病的发病风险。此外，甘油三酯还会囤积在肠道附近，形成"啤酒肚"，严重的还会导致脂肪肝的发生。

LDL 是血液中运输胆固醇的主要载体，一共分 7 型，其中 3～7 型为小而密低密度脂蛋白，其含量与心脑血管疾病密切相关。低密度脂蛋白会将血液中的胆固醇运到血管壁上，造成胆固醇堆积，引起血管硬化。而 HDL 的功能与 LDL 相反，可以将管壁内的胆固醇运输到肝脏进行清除，因此获得了血管"清道夫"的称呼。

甜蜜生活拒绝"小·糖人"——血糖

血糖，顾名思义即血液中的葡萄糖。糖是人体重要的能量来源，"身体工厂"各个"车间"的正常"运转"都离不开稳定的能量供应。人体内有多种机制可以调节血糖水平，其中最为重要的是胰岛素和胰高血糖素。大多数情况下，胰岛素和胰高血糖素可以将血糖水平维持在正常范围内。当血液中葡萄糖含量升高时，胰岛素帮助细胞吸收利用葡萄糖，使血糖水平降低，并为细胞提供葡萄糖作为能量。当血糖水平过低时，胰高血糖素从胰腺进入血液，"命令"肝脏释放储存的葡萄糖，从而升高血糖。当身体不能分泌足够的胰岛素或胰岛素无法起到有效降低血糖的作用时，就要小心糖尿病了。很多糖尿病患者都是在体检时发现血糖升高，然后到医院检查后确诊的。对于糖尿病的诊断，单次血糖升高不能作为诊断依据，一般需要在多个时间点进行测定，可进行口服糖耐量试验以及糖化血红蛋白检测。

口服糖耐量试验（OGTT）要求空腹抽血测血糖，随后在 5 分钟内喝一杯糖水（含 75 克无水葡萄糖），喝完糖水后 0.5 小时、1 小时、2 小时、3 小时分别再抽血检测血糖水平的变化。一般来说 OGTT 发现空腹血糖≥7.0 mmol/L 或餐后两小时血糖≥11.1 mmol/L 或随机静脉血糖≥11.1 mmol/L，就要小心糖尿病了。而空腹血糖在 6.1～7 mmol/L 范围内或餐后两小时血糖小于 7.8 mmol/L 提示空腹血糖受损；空腹血糖＜7 mmol/L 或餐后两小时血糖在 7.8～11.1 mmol/L 范围内提示糖耐量受损。

病毒的危害——病毒感染

一谈到病毒我们总是为之色变，小心翼翼地生怕被感染，但科学研究发现我们身体内其实存在着数百万亿个病毒，捧读此书的你无时无刻不在与它们"打着交道"。事实上人类和病毒之间的关系非常紧密，我们身体中的部分病毒可以帮助我们抵抗感染，或者在生病时辅助我们更快恢复健康，因此有人将病毒称为"人类不可或缺的朋友"。但有些病毒会对身体造成伤害，我们要做的就是通过技术手段将这些损害人体健康的"坏家伙"找出来。

　　病毒是一种体积很小，结构简单的非细胞生命形态。它在感染人体正常细胞后就像"间谍"般隐藏其中，细胞还得"好吃好喝"地供养着它，病毒在营养充分的环境下不断"复制""粘贴"。随着日子一天天过去，细胞中病毒的数量实在太多，便打破细胞"破门而出"，去寻找另一个细胞，如此循环往复……

　　病毒气焰如此嚣张，机体免疫系统当然也不会坐视不管，淋巴细胞会研发两种型号的"追踪导弹"（IgM 抗体、IgG 抗体）对病毒进行精确打击，而我们也可以通过实验室手段检测血液中是否存在这两类抗体以明确该病毒是正在感染还是既往感染。比较常见的实验室检查包括乙肝表面抗体检测、艾滋病病毒抗体检测以及简称为"TORCH"的弓形虫（TOX）、风疹病毒（RV）、巨细胞病毒（CMV）、单纯疱疹病毒（HSV）的妊娠期筛查中的后四项。此外，我们可以通过特殊的技术手段直接查找血液中病毒核酸（DNA、RNA），相当于比对病毒的"身份证号码"，准确高效验证。

天然"荷尔蒙发动机"——内分泌激素

　　激素，又称"荷尔蒙"，源自希腊语，意为"奋起"或"激起"。本质是一类对机体代谢、生长、发育、繁殖等起重要调节作用的生物活性物质（如蛋白质、类固醇、氨基酸衍生物、脂肪酸衍生物）。血液中的激素水平通过下丘脑—腺垂体—内分泌腺调节轴进行多种反馈调节。具有量小作用大、特异性强、作用迅速的特点。当个体出现内分泌代谢紊乱时，可以直接检测血液中的激素水平以明确疾病情况。比如通过检测甲状腺激素水平鉴别甲状腺功能亢进或减退；检测空腹与餐后胰岛素、检测 C 肽水平以区分糖尿病亚型；通过性激素检查评估内分泌失调原因；通过皮质醇测定反映肾上腺皮质的分泌功能等。

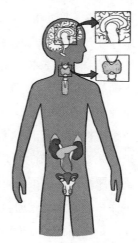

人体主要的内分泌器官

体液中的痕迹

体液是指维持"身体工厂"正常运行所产生的各类液体、分泌物、排泄物，包括尿液、粪便、浆膜腔积液、脑脊液、阴道分泌物、精液、前列腺液等。当病魔入侵机体，可能会导致体液有形成分与化学物质浓度的细微改变，通过对细胞形态或是化学成分定性、定量的检查，便可发现病魔留下的痕迹。

人体健康的"信号灯"——尿液

水是生命之源，我们每天通过饮食摄入大量水分。水被"身体工厂"充分利用后大部分会进入肾脏变为尿液，随后沿着"身体工厂"下水管排出，回归自然。这趟"旅程"途经肾脏、输尿管、膀胱、尿道等多个"站点"，这些"站点"如果出现异常，"工作人员"（细胞）便会把信息通过尿液传递出来，通过分析尿液的物理、化学成分的变化，可以了解泌尿系统以及身体的基本情况。打个比方，不同的尿液颜色就暗示着不同的身体状况，正常尿液一般为淡黄色或黄色。当出现鲜红色或深红色尿时可能为泌尿系统炎症或损伤引起的血尿；尿液浓茶色提示肝脏出了问题；酱油色说明有严重的血管内溶血；黑色尿提示患恶性疟疾、黑色素肿瘤等可能性。通过尿液分析、尿沉渣定量可以反映泌尿系统是否存在感染，相关脏器是否存在病变；通过尿蛋白定量、尿肌酐、尿微量白蛋白检测可反映是否存在肾脏损伤以及损伤的程度；通过尿浓缩稀释实验可以反映肾脏的浓缩稀释功能状态。

食物残渣的归宿——粪便

　　俗话说"民以食为天"，为了维持活力，我们每天都要摄入食物提供能量。食物经胃肠道消化，会产生一部分食物残渣，这些食物残渣经消化吸收后进入大肠，进一步吸收水分、电解质、葡萄糖、胆汁酸，并与肠道微生物充分"接触"。最终食物残渣形成粪便，在结肠的推进性蠕动中排出体外。在此过程中粪便"沿途"收集了不少消化系统的有用信息。粪便分析包括颜色、性状、显微镜检查以及隐血检查。正常粪便为黄褐色，成形呈条状，出现各类疾病时其颜色和性状也会发生相应变化。此外，粪便的性状、硬度与吃下去的食物种类有关。作为最有"味道"的一项检查，粪便分析可用于初步判断消化道有无感染、出血，也能间接反映胃、肠、胰腺、肝胆系统的状态，此外还能辅助诊断肠道寄生虫感染。

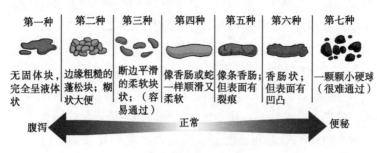

第一种	第二种	第三种	第四种	第五种	第六种	第七种
无固体块，完全呈液体状	边缘粗糙的蓬松块；糊状大便	断边平滑的柔软块状；（容易通过）	像香肠或蛇一样顺滑又柔软	像条香肠，但表面有裂痕	香肠状；但表面有凹凸	一颗颗小硬球（很难通过）

腹泻 ←————————— 正常 —————————→ 便秘

布里斯托大便分类法

腔内"润滑剂"——浆膜腔积液

　　正常情况下胸腔、腹腔或心包腔（总称为浆膜腔）内仅含有少量起润滑作用的液体。病理情况下腔内积聚过多的液体称为浆膜腔积液，临床上比较多见的是胸水和腹水。胸水即积聚在胸腔中的液体，腹水即腹腔中积聚的液体，出现大量腹水时患者会鼓出一个大肚子，特别容易发现。出现胸水或腹水的原因有很多，胸水可见于心力衰竭、低蛋白血症、肺炎、肿瘤等，腹水可见于心血管病、肝病、肾病、营养不良以及恶性肿瘤等。通过对胸腹水颜色、性状的观察以及其中某些蛋白、有形成分的检查，可以初步判断是感染还是肿瘤引起的积液。临床在掌握这些信息以后可以更准确地进行诊断及治疗。

"控制中心"的保护液——脑脊液

　　大脑是"身体工厂"的"控制中心"，地位崇高非同凡响，但大脑质地柔软，如豆腐一般十分脆弱，需要被充分保护。坚硬的颅骨将大脑保护在其中，在颅骨和大脑之间还填充着一些神秘的液体作为缓冲，这部分在脊髓与大脑之间封闭空间内流动的液体我们称之为脑脊液。正常情况下脑脊液无色透明，很少有白细胞在其中"巡逻"。但当细菌或病毒侵犯"控制中心"，情况立刻变得紧张起来，根据来犯细菌或病毒的不同，相应的白细胞会增多，比如出现化脓性脑炎感染时，脑脊液中的中性粒细胞数量和比例出现升高；出现病毒性脑炎时，早期脑脊液中的中性粒细胞数量升高，随着病情发展，淋巴细胞数量可升高，细胞类型会发生变化，同时脑脊液蛋白、糖以及氯化物含量也会随之变化。当出现中枢神经系统肿瘤或肿瘤脑转移时，在脑脊液中发现肿瘤细胞可作为重要的诊断依据。

女性世界的秘密——阴道分泌物

阴道分泌物平时也叫作白带，由阴道黏膜渗出物、宫颈管及子宫内膜腺体分泌液混合而成。正常为白色稀糊状、无气味、量多少不等。临近排卵期量多，清澈透明，似蛋清。排卵期2~3天后混浊黏稠、量少。行经前量又增加，妊娠期量较多。当看到白带呈脓性时要怀疑滴虫或化脓性感染；出现豆腐渣样改变时需要警惕念珠菌阴道炎；当白带呈血性，要注意排除宫颈癌、宫颈息肉可能，当然老年性阴道炎也可见血性白带；有些患者的白带呈现奶油状，可能是子宫黏膜下肌瘤、宫颈癌、宫体癌、输卵管癌；黄色水样白带常见于阴道加德纳菌感染。通过简单的白带常规检查还可以诊断原虫引起的阴道炎症，比如滴虫性阴道炎、阿米巴阴道炎。一些无法通过显微镜观察到的病原体如衣原体、支原体、人乳头瘤病毒感染也可通过更先进的分子生物学手段进行检测。

孕育生命的力量——精液

精液检查是临床上判断男性生育能力最基本的检查项目。通过分析精液的颜色、性状、量的多少，结合一部分需在显微镜下观察的项目结果可评估男性生育力，或为评价男性不育提供重要依据。精液由精子和精浆两部分组成，精子在睾丸、附睾发育成熟，占精液的 5% 左右，剩下的就是精浆。除了水以外，精液中还含有果糖、酸性磷酸酶、无机盐（锌等）、少量白细胞、生殖道脱落细胞等。正常精液外观为灰白或乳白色，不透明。常规的精液检查会获知所提供精液量的多少、精液由胶冻状转变为液态的时间、精液的酸碱度等。显微镜下可观察精子数量是否正常，是不是个个"生龙活虎"，有没有发育畸形的"歪瓜裂枣"，还会告诉医生有没有白细胞、红细胞的出现从而提示炎症、出血等情况。总的来说精液检查用于评估男性生育功能，提供不育症诊断和疗效观察的依据；辅助诊断男性生殖系统疾病；观察输精管结扎术疗效等。

男人最大附性腺的声音——前列腺液

前列腺是男性生殖器官中最大的附性腺。前列腺液是由前列腺分泌的乳白色稀薄液体，是精液的重要组成，占精液含量的 30% 左右。前列腺液里含有很多对精子有益的物质，帮助维持精液的酸碱度，为精子提供一定的物质能量，抑制细菌生长并促使精液液化。显微镜下还能在其中观察到一颗颗小石子般的卵磷脂小体，偶尔可以见到白细胞、上皮细胞等。前列腺液检验主要用于辅助诊断前列腺炎、前列腺结核和前列腺癌，治疗期间的随访结果可用于疗效观察，同时前列腺液的检查也可用于部分性传播疾病的诊断。

第 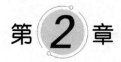 章

日新月异的标记与检测技术

数百年前天文学家伽利略曾说过："测量一切可测之物，并把不可测的变得可测。"标记免疫就是对免疫反应进行标记，将本不可测的免疫反应变为可测，大多数疾病的发生发展与免疫密切相关，能对免疫反应进行标记，也就意味着能对疾病进行标记，从而辅助诊断、治疗等医疗行为。

标记免疫中的"标记"是指用高灵敏度物质如放射性核素、荧光素等标记在抗原或抗体上，通过检测标记示踪物质即可实现对抗原或抗体的检测。标记免疫中的"免疫"则是指抗原-抗体的特异性结合，即抗原和相应抗体在一定条件下发生特异性结合的现象。在 20 世纪 60 年代，标记免疫分析将高灵敏度的放射性标记物和高特异性的抗原抗体反应相结合，提高了免疫分析的敏感性和特异性，为标记免疫技术的发展奠定了重要基础。随着后续胶体金标记技术、荧光标记技术、酶联免疫标记技术以及化学发光标记技术等免疫分析技术的诞生、成熟和广泛应用，标记免疫进入一个崭新阶段。

捕获特异反应物质，收获诺贝尔奖——抗原抗体反应

新冠肺炎疫情期间，有无抗原和抗体，是检测是否感染新冠病毒的标准之一，"抗原"和"抗体"的概念尽人皆知。新冠病毒的抗原检测就是基于抗原抗体反应的原理：新冠病毒表面的抗原被提取与检测试剂条上的新冠抗体特异性结合发生抗原抗体反应。抗原抗体反应具有特异性，就好比抗原是锁，抗体是钥匙，只有对应的钥匙才能开这把锁，其他的钥匙是打不开的。抗原抗体反应是最重要的免疫学基础理论之一，也是标记免疫的理论基础。抗原抗体反应的发现历史，也伴随着诺贝尔生理学或医学奖的发展，可谓诺贝尔奖的摇篮。

针对抗体的研究始于 1890 年，埃米尔·冯·贝林（Emil von Behring，德国医学家）及北里柴三郎（Shibasabura Kitasato，日本医学家、细菌学家、免疫学家）首次描述了抗体对白喉及破伤风痉挛毒素的抵抗作用，提出了血清中存在一种可以与外来抗原发生反应的某种介质的假设。埃米尔·冯·贝林与北里柴三郎一起被提名 1901 年首届诺贝尔生理学或医学奖，最终只有埃米尔·冯·贝林获奖。

保罗·埃尔利希（Paul Ehrlich，德国科学家）受到他们这一想法的启发，在 1891 年 10 月发表的《免疫力的试验性研究》这篇文章中，他首次使用德语的"Antikörper"（抗体），第一次提出了抗体的分子模型理论，认为抗体有很多结合位点，这些位点与外源异物结合，这个外源异物就是现在所说的"抗原"。之后保罗·埃尔利希于 1897 年提出了抗体与抗原互动的"侧链"理论假说：在细胞的表面存在能和特定毒素发生

一把钥匙对应一把锁类似的特异结合作用的感受器，而结合反应则会进一步促进相关抗体的生产。凭借"侧链"假说，保罗·埃尔利希获得了 1908 年的诺贝尔生理学或医学奖。

1940 年，莱纳斯·卡尔·鲍林（Linus Carl Pauling，美国化学家）提出抗原与抗体结构互补性原理，通过抗体抗原的互动能力取决于各自的形状而不是其化学成分，证明了保罗·埃尔利希所提出的一把钥匙配一把锁的免疫学理论。1954 年他因在化学键方面的工作获得诺贝尔化学奖，1962 年因反对核弹在地面测试的行动获得诺贝尔和平奖，成为史上获得不同诺贝尔奖项的两人之一。

莱纳斯·卡尔·鲍林的直接模板理论可简要概括为：以抗原作为模板，抗体按照模板逐步合成在空间构型上与抗原具有互补性的抗体，具有与抗原相适应的结合部位，能与抗原呈特异性结合。

此后，抗体研究工作的重点转向了识别抗体蛋白质结构中各部分的作用。20 世纪 60 年代，杰拉尔德·埃德尔曼（Gerald Maurice Edelman，美国生物学家）发现了抗体的轻链，并且发现这与 1845 年所发现的本周氏蛋白质是同一种物质，这是一项重大的突破。与此同时，罗德尼·罗伯特·波特（Rodney Robert Porter，英国生物化学家）识别出了免疫球蛋白的抗体结合区及抗体尾部的可结晶区。根据这些发现，科学家们对免疫球蛋白的结构进行了推测，并描述了 IgG 蛋白质的完整氨基酸序列。他们两人因对抗体结构的研究被共同授予 1972 年的诺贝尔生理学或医学奖。

虽然关于抗原抗体的研究一直在进步，但是在很长一段时间里，抗体的多样性原理一直被视为医学界最大的谜团，科学

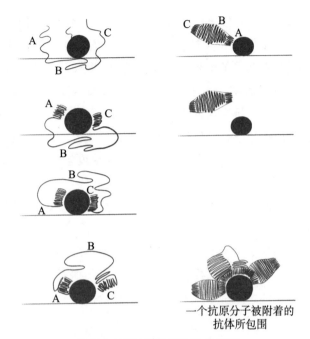

一个抗原分子被附着的
抗体所包围

抗体产生的直接模板理论示意图

界产生了各种各样的假说，而日本的利根川进彻底解决了这个
难题。1976 年，利根川进（Susumu Tonegawa，日本科学家）
对免疫球蛋白相关基因进行研究，发现了抗体通过基因重排实
现多样性的体细胞超突变基本原理。1987 年，利根川进因
"发现抗体多样性的遗传学原理"而单独获得当年的诺贝尔生
理学或医学奖，也是首位亚洲/日本籍诺贝尔生理学或医学奖
得主。

　　抗体是一种通过效应 B 细胞（浆细胞）分泌，用来鉴别
和清除外源物质如细菌、病毒等的免疫球蛋白。由于自然界中
存在各种各样的病原体，而这些病原体的表面又存在诸多不同

的蛋白质，抗体要识别它们，其抗原结合区域也相应是千变万化的，从而形成各种各样的抗体。

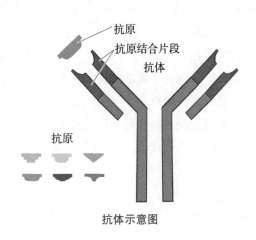

抗原

抗原结合片段

抗体

抗原

抗体示意图

现代医学对抗原抗体反应的定义指的是抗原与抗体之间的特异性结合，即抗原表位与抗体可变区之间的互补结合。这种反应具有特异性、可逆性、比例性和阶段性等特点。对特异性抗原抗体反应进行标记，原本看不见的抗原抗体反应就可以通过各种标记被检测到，这就是标记免疫分析的理论基础。抗原抗体反应既可以在体内发生，也可以在体外发生。由于抗原或抗体检测中多以血清为试验材料，故体外抗原抗体的免疫学反应也称为血清学反应，也就是临床上最常用的血清学诊断。

 "信号"精准定量，突破检测技术领域瓶颈——放射免疫技术

20世纪50年代，美国有大约一千万糖尿病患者，当时的

科学家认为胰岛素是被肝脏内的胰岛素酶所破坏的，而罗莎琳·萨斯曼·耶洛（Rosalyn Sussman Yalow，美国医学物理学家）和所罗门·伯森（Solomon A. Berson，美国科学家）组成的研究小组期望能够证实这一点，但由于当时的技术有限，全部以失败而告终。直到 1959 年，随着放射性同位素技术的普及和进步，耶洛的小组选择稳定性好、纯度高的胰岛素作为突破口，最终成功把核物理学应用于临床医学，将放射性同位素追踪技术与免疫学结合起来，创建了新的方法——放射免疫分析法，该法后来被称为"耶洛-伯森方法"。经过两年多的艰苦努力，他们用该技术精确测定了人体血浆中的胰岛素浓度，并得出结论：2 型糖尿病并非由于缺乏胰岛素引发，而是由身体对胰岛素的低效使用引起的。耶洛随后因开发多肽类激素的放射免疫分析技术（radio immuno assay，RIA）于 1977 年获得诺贝尔生理学或医学奖，成为史上第二位获得该奖的女科学家。

放射免疫分析技术（常简称为放射免疫技术）把高灵敏度的放射性核素示踪技术与抗原抗体反应的特异性结合起来，是医学和生物学检测领域的重大突破，它使得那些原本被认为无法检测的微量而又具有重要生物活性的物质得以精确定量。到 20 世纪 60 年代晚期，放射免疫分析法已成为当时内分泌学实验中的主要研究方法。这项技术的提出被认为是"第二次世界大战后基础研究在临床医学中最重要的应用"，为医学和生命科学的发展做出了划时代的贡献，是推动这些领域发展的关键技术。

放射免疫技术的原理是利用放射性核素标记抗原或抗体，然后与被测的抗体或抗原结合，最后通过定量检测形成的抗原抗体复合物来进行分析。

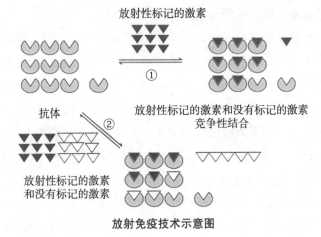

放射免疫技术示意图

放射免疫技术问世已有 60 多年的历史，在 20 世纪 80 年代迎来鼎盛时期，广泛用于体液标本中超微量物质的定量分析。商业化的放射免疫诊断试剂是第一代标记免疫诊断试剂，也是所有以应用抗原-抗体结合反应为基础的免疫分析的鼻祖，在体外诊断试剂的发展史上具有重要意义。尽管后来逐渐被化学发光免疫分析技术所取代，但放射免疫技术的基本理论、分析模式和定量数学分析模型等依然广泛使用，可称为体外诊断试剂巨人的肩膀。

🔬 打开快速诊断的魔盒——胶体金标记技术

说到胶体金，早早孕检测试纸可以说是胶体金标记技术的杰出代表，是最为大众所熟知的产品。早早孕检测市场要远超出我们的想象，育龄期的女性大部分都使用过这个非处方产品。只需几滴尿液，加以简单操作，检验结果通俗易懂，可以说是家庭诊断产品的经典之作。

胶体金标记技术的研究始于 20 世纪 60 年代初，因胶体金呈非常致密的球形，在电镜下具有强烈反差，使用其作为示踪物或显色剂很容易追踪，1962 年卡尔·菲尔德（Carl M. Feldherr，美国科学家）等人首次报告了利用胶体金标记细胞进行电子显微镜研究的方法。同样基于胶体金粒高电子密度的特性，当胶体金标记物发生特异性抗原抗体反应大量聚集时肉眼可见，1988 年，英国 Unipath 公司利用胶体金颗粒开发了世界上第一款用于怀孕快速检测的试剂。

胶体金标记的简单、快捷、方便等优点几乎很难被其他技术代替，此后在快速检测试剂中得到了广泛的应用和发展。

以下为新冠病毒抗原检测（胶体金法）原理简介：

（1）采集完新冠病毒的口咽/鼻咽拭子，经拭子处理液的释放洗脱后，新冠病毒的抗原被释放出来，随着处理液被滴入样品孔。

（2）包含新冠病毒抗原的液体在纸纤维所形成的毛细力拉动下，从试纸的一端流向另外一端。新冠病毒抗原先和试纸样品结合垫上的金标抗体结合，在毛细作用下继续向前移动，到达检测线处（T 线处）形成"金标抗体-新冠病毒抗原-T 线抗体"复合物，由于胶体金在 T 线处大量聚集，形成一条红色线，判为阳性。

（3）随后多余的金标抗体会随液体继续流向质控线（C 线），形成"金标抗体-C 线抗体"复合物。同样由于胶体金在此处大量聚集，将再次形成一条红色线。质控线的形成与否被用于判定实验有效与否。

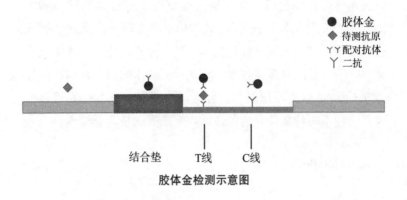

胶体金检测示意图

领略荧光下的奥秘——荧光标记技术

医疗领域知名度最高的联合检测产品应该是 2013 年美国 Theranos 公司推出的，这家公司以"告别可怕的针头和采血试管"为口号，只需刺破手指获取几滴血便可以完成在专业医疗实验室内进行的多达 240 项医疗检查，从胆固醇到癌症几乎都能检测。Theranos 的创始人伊丽莎白·霍尔姆斯这个名字曾在包括中国在内的各国商业媒体频繁出现，然而这家曾经的明星独角兽公司最终被证明是个骗局。

荧光标记技术（immunofluorescence technique）是利用荧光物质标记抗原抗体反应的标记免疫技术，是标记免疫技术中发展最早的技术之一，它是在免疫学、生物化学和显微镜技术的基础上建立起来的一项技术。1941 年阿尔伯特·休伊特·孔斯（Albert Hewett Coons，美国科学家）等首创用异氰酸荧光素标记抗体的标记免疫技术，利用荧光显微镜可以看见荧光所在的细胞或组织，从而确定抗原或抗体的性质和定位。流式荧光技术则是 20 世纪末开发出的新一代高通量荧光检测技术，整合了荧光标记技术、激光分析、应用流体学及高速数字信号处理等多项技术。流式荧光技术的核心是均一尺寸为 5.6 μm 的荧光标记聚苯乙烯微球，不同浓度的荧光可以形成百余种不同特征荧光谱的微球，实现高通量联合检测。

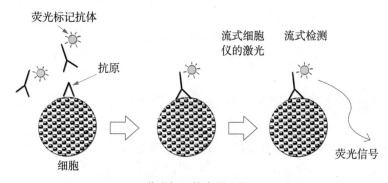

荧光标记技术原理图

🌱 安全开启定量之门——酶标记技术

虽然荧光标记技术灵敏度高，但考虑到荧光素有生物学毒性等缺点，科学家们也一直在开发新的标记免疫技术。

1966 年开始用酶代替荧光素标记抗体，从此建立了酶标记抗体技术用于生物组织中抗原的定位和鉴定。

1971 年，因为放射免疫的放射性具有潜在危险，瑞典斯德哥尔摩大学的伊娃·恩瓦尔（Eva Engvall，美国科学家）和彼得·珀尔曼（Peter Perlmann，瑞典科学家）以及安东·

舒尔斯（Anton Schuurs，荷兰科学家）和鲍克·范·威门（Bauke van Weemen，荷兰科学家）等设计了一种基于酶标记抗原或抗体的酶联免疫吸附试验（enzyme-linked immune sorbent assay，ELISA）来取代放射免疫检测，从而建立了酶标记抗体的定量检测技术。以上四人因这项发明获得了 1976 年德国的生物化学分析科学奖。

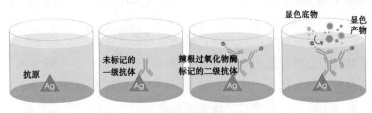

ELISA 流程图

ELISA 基于特异性抗原抗体反应原理，ELISA 检测通常是在 96 孔板中进行的，这种形式使其适用于一次检测多个样品。检测时，受检标本中的抗原/抗体与 96 孔板固相载体表面的抗体/抗原反应。洗涤后加入酶标记的抗体，通过抗原抗体反应结合在固相载体上。加入酶反应的底物后，底物被酶催化成为有色产物，产物的量与标本中受检物质的量直接相关，可根据呈色的有无和深浅进行定性或定量分析。

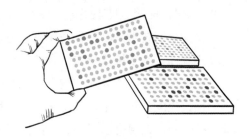

ELISA96 孔板结果图

ELISA 具有操作简单快速、敏感性

高、特异性强、应用范围广、无放射性同位素污染等优点，特别是96孔酶标反应板式操作模式适合大量标本的批量检测。同时其试剂成本低，不需贵重仪器设备等优点，深受临床实验室欢迎，并很快进入商业化批量生产，在国内外广泛应用至今。

标记免疫的领跑者——发光标记技术

人民对美好生活的向往，最基本的需求就是生命健康，人民日益增长的优质医疗卫生需求推动了生命科学、生物技术、信息技术等取得重大突破，发光标记技术就是检测领域技术突破的代表之一。发光标记技术的高通量、自动化、高速度和信息化能够满足人民对健康检测的需求。

1977年，哈尔曼（M Halmann，以色列科学家）等将化学发光与抗原抗体免疫反应相结合，创建了化学发光免疫分析方法（chemiluminescent immunoassay，CLIA），相较于传统免疫技术（放射免疫技术、胶体金标记技术、酶标记技术、荧光标记技术等），CLIA具有自动化程度高、特异性好、精确度高、检测范围广等优势。随着发光标记技术的发展，20世纪90年代，标记免疫正式进入发光标记技术时代。

发光标记技术是以发光剂作为标记物，以纳米磁性微球作为固相载体，基于抗原抗体结合的特异性，将光信号的高敏感性、免疫分析的高特异性、纳米磁性微球的悬浮性能等融为一体的标记免疫分析技术。自动化是发光免疫分析技术的重要特征，样本与试剂混合、温浴、分离洗涤、信号检测、结果计算等由仪器全自动完成，不需人工干预，解决了实验操作中的标准化问题,有效提升分析方法的可重复性。发光免疫分析具有较高分析精密度,与放射标记和酶标记技术相比,不需要每次随临床标本制作定标曲线。与其他免疫诊断方法相比,化学发光由于其在安全性、自动化操作、测试准确性以及测试速度等方面的系统性优势,在性能上对其他标记技术形成全面超越,因此成为免疫诊断试剂的主流。化学发光免疫分析技术已经基本取代酶联免疫分析,成为免疫诊断试剂的主流,占免疫诊断90%以上的市场份额。

发光标记技术的检测原理与放射免疫(RIA)和 ELISA 相似,不同之处是以发光物质代替放射性核素或酶作为标记物,最后测定发光强度换算出临床结果,具体原理见下图。

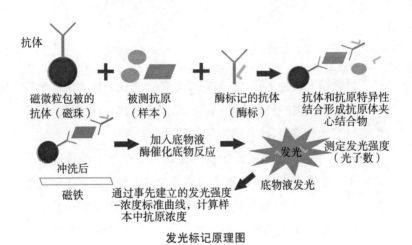

发光标记原理图

病魔照妖镜——光学显微镜及血细胞分析仪

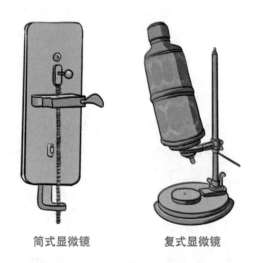

简式显微镜　　　　　　复式显微镜

　　显微镜有两种形式，一种是单块的凸透镜，称为简式显微镜或放大镜；另一种是多块凸透镜的组合（比如现代显微镜常见的目镜和物镜组合），称为复式显微镜。

　　1590 年，荷兰眼镜商詹森与他的儿子把两个凸透镜前后放置于一个镜筒中，发现物体的细节变得十分清晰，这就是显微镜的前身。显微镜的问世使人们对周围世界的认知达到了一个新的高度，让人类的脚步真正迈入了微观世界。1609 年现代物理与天文学之父伽利略听说了他们的实验，并从物理学的角度解释了透镜放大的原理，他自制显微镜观察昆虫后第一次对它的复眼进行了描述。随后荷兰亚麻织品商人列文虎克自学透镜磨制，制造了放大倍数可达 300 倍的简式显微镜。列文虎克用显微镜观察到人与哺乳动物红细胞的双凹圆盘结构，他还观察了平时看起来非常干净的雨水，发现里面充满了各类小生物。他的许多发现在当时并没有引起注意，直到一百多年后才被重新提起，成为微生物学研究的一部分基础。英国显微镜之父罗伯特·虎克自行设计并改进了列文虎克的显微镜，他首次利用显微镜观察软木塞，看到了一个个的小房间，创造了细胞（cell）这个名词。

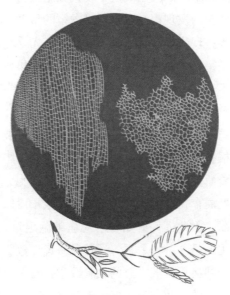

软木塞的网状结构

显微镜的发展史就是不断提高分辨率的历史，现代光学显微镜的最大有效放大倍数可达到 2 000 倍，最大分辨率达 200 nm，连已知最小的细菌都可以看清。医院里最常用的就是光学显微镜，通过对体液与血液样本的观察，可以发现白细胞数量以及分类的变化、红细胞形态的变化、血小板形态的变化、有无肿瘤细胞、有无寄生虫感染、有无细菌感染及感染了什么类型的细菌，可以帮助临床针对性地开展治疗。但当物体的尺寸小于 200 nm 时，光学显微镜显然失去了用武之地，为了观察更小的细胞结构，人们开发了电子显微镜。电子显微镜的发展建立在光学显微镜基础上，用电子束来代替光，把电子加速后用磁场聚焦电子束，就能用电子束来放大物体。电子显微镜在细胞生物学中的应用奠定了现代细胞生物学的基础，很多细胞超微结构的发现都是在电子显微镜的帮助下实现的。随着科技的进步，现代显微镜还在不断发展，光学显微镜也发展出了相差显微镜、荧光显微镜、激光扫描共聚焦显微镜等，未来还将有更多分辨率更高的显微镜问世，为人类探索微观领域，揪出导致人类疾病的"元凶"做出贡献。

自显微镜发明以来，人们逐渐观察了解到血液中含有大量的血细胞。根据形态特点将它们分别命名为红细胞、白细胞和血小板。随着研究的深入，人们发现血液中细胞数量的变化与疾病的发生发展存在一定关联。依据细胞数量可以对某些疾病进行辅助诊断，因此人们开始寻求对血细胞定量计数的方法。最早人们使用的是一种计数板，通过显微镜计数固定体积血液中的细胞数量并换算血液中总的细胞数量，时至今日这仍然是最为可靠和经典的计数方法。但由于该方法耗时费力，无法同时进行大量样本的检测。为了实现自动、高效、准确、标准和智能化的检测目标，血细胞分析仪大量向医院实验室投入。血细胞分析仪可以在较短时间内同时测定血液中的红细胞、白细胞、血小板计数以及白细胞分类情况，提供二十余项血液学参数，为临床诊疗提供帮助。

第 3 章

肿瘤检测

　　根据世界卫生组织的报告，肿瘤发病率在全世界范围内呈逐年增加且年轻化的趋势。到目前为止，对于肿瘤性疾病，最有效的措施还是早期发现、早期手术和早期治疗。随着免疫学和分子生物学的飞速发展，越来越多的肿瘤标志物被发现，很多肿瘤标志物的增加倾向于在临床症状出现之前发生，所以这些标记物可以帮助早期检测出肿瘤的征兆，以便早期诊断和治疗。

肿瘤的前世今生

　　肿瘤是一种自古以来就有的疾病，不仅人类有，动物也会患。塞珀·埃赫蒂亚里（Seper Ekhtiari，加拿大骨科医生）发表在《柳叶刀·肿瘤》的文章确认了一具 7 600 万年～7 700 万年前的有角恐龙患有骨肉瘤。人类有文字记录的时候，就有关于肿瘤的记载，已知最古老的人类恶性肿瘤病例是在南非斯瓦特兰洞穴的早期人类祖先化石身上发现的骨肉瘤，距今约 170 万年。

　　在西方医学中，几乎从医学史开始的时候就有关于肿瘤的记载，人们发现的关于肿瘤最早的证据，存在于骨化石、古埃及木乃伊及古抄本中。早在约公元前 3 000 年，古埃及就有关于肿瘤的描述，记载于《艾德温·史密斯纸草文稿》，古埃及草纸时代就有用砷化物制成的油膏治疗有溃疡的肿瘤。后来希波克拉底对肿瘤有了比较确切的认识，人们把肿瘤看成是"黑胆汁"凝聚、淤滞而成。

我国殷墟甲骨文就有"瘤"，两千多年前的《周礼》中就有记载专门治疡的医生，称为"疡医"。在后来的历史中，中医认为体内气血亏损、运行失调和五脏六腑的蓄毒等体内失调导致了肿瘤发生。

现代对肿瘤的定义是生物体内的正常细胞在众多内因（如遗传、内分泌失调、营养不良、心理紧张等状况）和外因（如物理性、化学性、生物性等）长期作用下发生了质的改变，拥有了过度增殖的能力而形成。这种异常细胞的增殖既不符合正常细胞的生长，也不符合生理的需要。

绝大多数肿瘤是由自身机体细胞而来，不是外来的；在肿瘤形成过程中，内外因素都很重要，需要很长时间形成，在癌前病变阶段，在一定程度上是可以逆转的，但一旦已经癌变，虽有一定的阶段性，但一般是不可逆转的。

一般而言，良性肿瘤的细胞呈膨胀性生长，可排挤正常细胞，但不扩散到身体其他部位。恶性肿瘤细胞也会排挤周围正常细胞，但与良性肿瘤不同，恶性肿瘤细胞呈侵袭性生长，并通过直接侵犯、经淋巴管或血管，扩散到身体其他部位；就像是一个横行霸道的螃蟹，故恶性肿瘤的英文名为 cancer，就是源自"巨蟹"之意。

在正常组织和高度恶化的肿瘤组织之间，机体组织形态还存在着丰富的中间过渡状态。这些处于不同恶化阶段的细胞，反映了细胞逐步从正常组织变成具有侵袭和转移能力的恶化状态的过程。每一个肿瘤生物学表型都代表了肿瘤发生发展过程的一个阶段。肿瘤的发生发展是一个多阶段的十分复杂的过程。

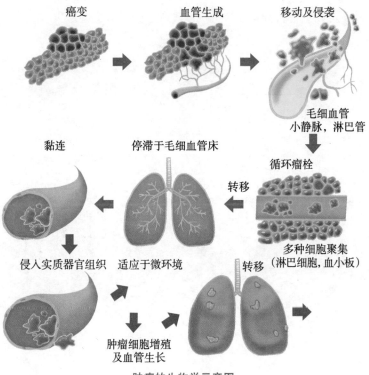

肿瘤的生物学示意图

随着生物化学、免疫学、分子生物学等生命科学的发展，人们对肿瘤的认识越来越深入和全面，基因与肿瘤的关系也逐步得到证明。研究发现：原癌基因负责调控正常细胞的生长和发展，而抑癌基因的缺少、丢失和变异则会有助于肿瘤的发展。绝大多数学者认为，在癌变的初期就有了一系列的基因改变，如原癌基因的突变、重排和扩增，抑癌基因的丢失和失活等。如果我们把人体当作汽车来看的话，原癌基因相当于汽车的油门，抑癌基因就相当于汽车的刹车。如果油门和刹车相互协调，汽车可以正常行驶；如果油门或者刹车失灵，就会发生事故。

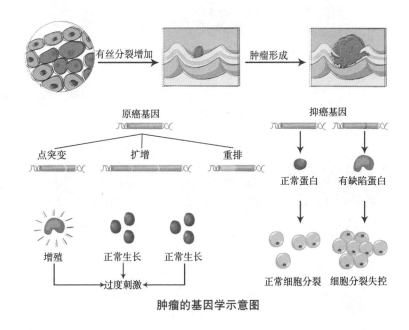

肿瘤的基因学示意图

中国恶性肿瘤的发病现状

　　2023 年 3 月，国家恶性肿瘤中心在最新出版的《中华肿瘤杂志》发表文章，分析了 2016 年中国恶性肿瘤的流行特征。这是自 2019 年国家恶性肿瘤中心在《中国肿瘤》上公布 2015 年的发病数据后，最新的全国恶性肿瘤发病与病死率的权威公布。

年龄是导致癌症的最主要因素，而不是基因、污染、饮食或吸烟等其他因素。随着中国经济的发展和预期寿命的增加，人口逐渐老龄化，这使得恶性肿瘤的发病率始终呈上升趋势。

吸烟是导致多种癌症的主要危险因素之一，由于中国吸烟人口众多，超过 3.5 亿成年人吸烟，7.4 亿人有被动吸烟的风险，因此 20% 以上的癌症死亡与吸烟有关，合理的烟草控制可以有效降低这一风险。同时，无吸烟习惯的女性肺癌发病率的持续上升也应引起关注，这可能与通风不良的室内烹饪和空气污染有关。

 戒烟，并避免二手烟 避免晒太多太阳 注意防晒

 健康饮食 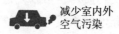 减少室内外 空气污染

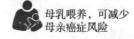 母乳喂养，可减少 母亲癌症风险 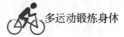 多运动锻炼身体

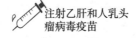 注射乙肝和人乳头 瘤病毒疫苗 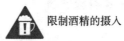 限制酒精的摄入

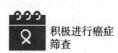 积极进行癌症 筛查

世界卫生组织防癌建议

不健康的生活方式、肥胖和缺乏运动等，也可能导致结、直肠癌和乳腺癌等恶性肿瘤发病率的增加。

甲状腺癌的发病率增幅最大，但病死率保持在较低水平，这可能与过度诊断有关。

食管癌、胃癌和肝癌的发病率和病死率呈现持续下降趋势，这可能归因于食品受黄曲霉素污染情况的减少，水质的改善以及疫苗接种等控制措施的实施。

国家癌症中心 2020 年度工作报告显示，中国总体恶性肿瘤的五年生存率已达 40.5%，十年前为 30.9%，这标志着恶性肿瘤治疗水平有了明显提高。

肿瘤生长的狐狸尾巴——肿瘤标志物

肿瘤标志物指肿瘤细胞或机体细胞受肿瘤的刺激而产生并释放的一类物质，也可以说是在细胞癌变过程中产生的特异性或相对特异性的物质，这些物质在正常细胞中没有，或者含量极少；也可能是机体正常细胞受癌细胞刺激产生的正常细胞成分，但在质和量上与正常状态或良性疾病时明显不同，肿瘤标志物可存在于血液、体液、细胞或组织中。

常见血清肿瘤标志物

自 20 世纪 60 年代起，甲胎蛋白及癌胚抗原被发现并应用于临床检验后，肿瘤标志物的概念已被普遍接受，并受到全世界医学领域科学家们的广泛重视和研究。目前已知的肿瘤标志物达上百种，国家制定卫生行业标准推荐了以下 10 种常用血清肿瘤标志物检测的临床应用。

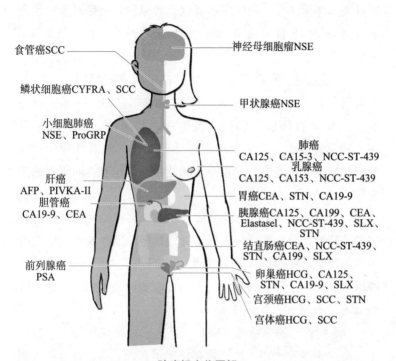

食管癌SCC

神经母细胞瘤NSE

鳞状细胞癌CYFRA、SCC

甲状腺癌NSE

小细胞肺癌
NSE、ProGRP

肺癌
CA125、CA15-3、NCC-ST-439
乳腺癌
CA125、CA153、NCC-ST-439

肝癌
AFP、PIVKA-II
胆管癌
CA19-9、CEA

胃癌CEA、STN、CA19-9

胰腺癌CA125、CA199、CEA、
Elastasel、NCC-ST-439、SLX、
STN

结直肠癌CEA、NCC-ST-439、
STN、CA199、SLX

前列腺癌
PSA

卵巢癌HCG、CA125、
STN、CA19-9、SLX
宫颈癌HCG、SCC、STN
宫体癌HCG、SCC

肿瘤标志物图解

注：SCC—鳞状细胞癌抗原；CYFRA—细胞角蛋白19片段；NSE—神经元特异性烯醇化酶；ProGRP—胃泌素释放肽前体；AFP—甲胎蛋白；PIVKA－Ⅱ—异常凝血酶原；CA19－9—糖类抗原19－9；CEA—癌胚抗原；PSA—前列腺特异性抗原；CA125—糖类抗原125；CA15－3—糖类抗原15－3；STN—唾液酸Tn抗原；HCG—人绒毛促性腺激素；Elastase1—弹性蛋白酶1；SLX—唾液酸Lex－i抗原。

（1）甲胎蛋白（AFP）是胎儿发育早期由肝脏和卵黄囊合成的一种糖蛋白。新生儿时期AFP很高，在成人血清中AFP的含量很低。当肝细胞发生恶性变时，AFP含量明显升高，是临床上辅助诊断原发性肝癌的重要指标。血清AFP联合肝脏超声检查可作为原发性肝癌高危人群的筛查方法。高危人群以肝炎病毒感染者、长期酗酒者以及有原发性肝癌家族史者为主，筛查年龄男性可从 40 岁，女性可从 50 岁开始，宜每隔 6 个月检查一次。

（2）癌胚抗原（CEA）主要存在于成人癌组织以及胎儿的胃肠管组织中，是一种较广谱的肿瘤标志物。临床上可用于结肠癌、直肠癌、肺癌、乳腺癌、食道癌、胰腺癌、胃癌、转移性肝癌等常见肿瘤的辅助诊断。其他恶性肿瘤如甲状腺髓样癌、胆管癌、泌尿系统恶性肿瘤等也有不同程度的阳性率。

（3）神经元特异性烯醇化酶（NSE）属神经元和神经内分泌细胞特有，故命名为神经元特异性烯醇化酶。肿瘤组织糖酵解作用加强，细胞增殖周期加快，细胞内的 NSE 释放进入血液增多。起源于神经内分泌组织的肿瘤如神经母细胞瘤和小细胞肺癌，会使血清 NSE 升高。

（4）鳞状细胞癌抗原（SCC）是从子宫颈鳞状细胞癌组织中分离出来的肿瘤相关抗原，存在于子宫颈、肺、食道、头颈部等鳞状细胞癌的胞浆内，是一种检测鳞状细胞癌的肿瘤标志物，特异度较高，但灵敏度较低。

（5）细胞角蛋白 19 片段（CYFRA 21 - 1）是上皮细胞的结构蛋白质，遍及人类上皮细胞，目前已发现 20 种不同的细胞角蛋白。它存在于肺癌、食管癌等上皮起源的肿瘤细胞中，是检测非小细胞肺癌较灵敏的标志物。

（6）胃泌素释放肽前体（ProGRP）是胃泌素释放肽（GRP）的前体结构，在血液中较为稳定。小细胞肺癌具有神经内分泌特征，其癌细胞能合成和释放 ProGRP，因此 ProGRP 是检测小细胞肺癌较好的标志物。

（7）糖类抗原 125（CA125）是目前临床常用的检测卵巢癌的肿瘤标志物。血清 CA125 一般不用于无症状妇女的卵巢癌筛查。对于有特殊遗传基因突变或卵巢癌家族史的高危人群，可考虑用血清 CA125 结合阴道超声检测以早期发现卵巢癌。

（8）糖类抗原 15-3（CA15-3）主要用于乳腺癌的辅助诊断，但在乳腺癌的早期阳性率低，乳腺癌晚期和转移性乳腺癌阳性率较高。CA15-3 与 CEA 联合检测，可提高乳腺癌诊断的敏感性。

（9）糖类抗原 19-9（CA19-9）常用于胰腺、胆道等恶性肿瘤的辅助诊断，但特异性不够强。CA19-9 测定值的高低与胰腺癌的大小无关，但是高于 10 000 U/mL 时，几乎均存在外周转移。

（10）前列腺特异性抗原（PSA）是前列腺组织中一种主要由前列腺上皮细胞合成的单链糖蛋白，大量存在于精液中，参与精液的液化过程。PSA 可作为前列腺癌的个体化筛查指标，筛查以中、老年男性为主，筛查年龄可从 55 岁开始；而对前列腺癌高危人群，如有前列腺癌家族史的男性，可从 45 岁开始。

通常会联合应用肿瘤标志物检测以提高对特定类型肿瘤的敏感性和特异性。肺癌：NSE、CEA；肝癌：AFP、CEA；卵巢癌：CA125、CEA 等。使我们能尽早发现肿瘤，及时治疗。需要注意的是肿瘤标志物一般不适宜对无症状人群进行普查。

近年来液体活检技术的出现标志着人类在早期诊断肿瘤的道路上又前进了一大步。实体肿瘤在生长过程中一部分肿瘤细胞会脱落至血液中，而肿瘤在转移以及细胞凋亡、坏死时会释放 DNA 入血，通过寻找血液中游离的肿瘤细胞或凋亡、坏死细胞释放的游离 DNA，可以实现肿瘤的早期筛查、预后判断及用药指导。

肿瘤标志物高？别慌！

肿瘤标志物不仅在恶性肿瘤中存在，也存在于良性肿瘤、胚胎组织，甚至正常组织中。可惜的是，到目前为止，没有一个肿瘤标记物具备器官的特异性，能够百分百地"mark"（标志）肿瘤的存在，最终的诊断仍需要依据病理学切片。就像有人员伤亡、经济损失的地方不一定是恐怖主义者造成的一样，也可能是由车祸、自然灾害造成的，只有到达或目击现场，才能找到罪魁祸首，才能做出定论。

《常用血清肿瘤标志物临床应用指南》指出，单一的肿瘤标志物升高，显示阳性，不能作为肿瘤是否存在的证据，必须结合病史、临床表现、化验检查及其他检查（影像学、内镜检查或手术探查）进行综合分析。因此，看到肿瘤标志物升高不要惊慌，它并不一定是癌症，除非有异常的影像学表现，或病理学检查确诊存在癌细胞，否则不能做出确切的诊断。如果只是单纯的肿瘤标志物升高，建议定期复查，如果持续升高，就需要警觉了。

还有一些非肿瘤性的其他疾病也会导致肿瘤标志物升高。卵巢癌通常会有 CA125 或 CA19‐9 升高，但在一些良性妇科疾病中这两者也会不同程度升高，比如盆腔炎、卵巢子宫内膜异位、囊肿、子宫腺肌症。其他如妊娠时，AFP、CA125、HCG 也会升高。

急/慢性肝炎、肝硬化患者血清中 AFP 可出现不同程度的升高，一般在 2 个月内会随病情的好转而逐渐下降。妇女妊娠 3 个月后血清 AFP 可见升高，主要来源于胎儿。

除此以外的情况还包括：吸烟可致 CEA 升高；良性前列腺增生、前列腺炎可致 PSA 升高；急性胆管炎、急慢性胰腺炎、胆汁淤积症、肝硬化、慢性活动性肝炎可致 CA19－9 升高；3%～7%的患者为 Lewis 抗原阴性血型结构，而 Lewis 抗原（岩藻糖基转移酶）又是 CA19－9 合成的关键酶，这就导致 Lewis 抗原阴性的个体无法正常分泌 CA19－9，因此这些患者（临床上称为"CA19－9 假阴性"个体）CA19－9 检测结果常为阴性；月经期、心功能衰竭、肝硬化、慢性活动性肝炎可致 CA125 升高。

哪些人需要做肿瘤标志物检查？

国际医学检验学领域内最权威的学术组织是美国临床生物化学学会（NACB），近年它多次制定肿瘤标志物的使用指南，强调大多数肿瘤标志物缺乏高度的敏感性与特异性，不推荐在普通人群中采用各系统肿瘤标志物谱进行推测性普查。

但推荐以下几类人群有针对性地选择肿瘤标志物进行筛查：

（1）肿瘤家族遗传史（三代以内的直系或旁系亲属罹患恶性肿瘤的病史）；

（2）有不良生活习惯（长期大量吸烟、长期酗酒、药物滥用、长期过度劳累、严重营养不良、偏食等）；

（3）职业因素如长期接触有毒、有害物质，生存环境遭污染（化学污染、重金属污染、核污染等）；

（4）遭受特殊微生物感染（乙型肝炎病毒、艾滋病病毒、人类乳头瘤病毒、幽门螺杆菌感染者等）；

（5）其他辅助检查结果，如彩超、CT、MRI 等检查结果提示或怀疑存在肿瘤者。

肿瘤标志物单次检测结果升高不能认为肿瘤复发，应动态观察它的变化，连续升高比一次高值的意义更重要，可提前 1~6 个月发现癌症转移和复发。

那么，肿瘤标志物指标正常了，就高枕无忧了吗？答案是否定的，有些肿瘤从始至终肿瘤标志物都不会升高，可能是目前还未研发出合适的肿瘤标志物，或者恰巧未在参考值的 95% 可信区间内。有些肿瘤标志物在癌症早期指标正常，疾病发展到一定程度才会升高，所以检测出"阴性"结果，也并不代表没有患上恶性肿瘤。

 ## 世界上第一个肿瘤标志物——甲胎蛋白

原发性肝癌是我国第二大常见的恶性肿瘤，是威胁国民健康和生命安全的主要疾病之一。肝细胞癌是原发性肝癌的常见类型，占原发性肝癌的大多数。我国肝癌早期筛查率较低，确诊时多已处于中、晚期，2018 年《柳叶刀》在线发表了 2000 年到 2014 年，全球 71 个国家共 3750 万患者中，18 种癌症的生存趋势分析，其中中国肝癌的五年总生存率低至 14.1%。

世界上第一个肿瘤标志物是用于诊断肝癌的甲胎蛋白。甲胎蛋白最早于 1964 年在肝细胞癌患者血清中发现，至今仍是诊断肝细胞癌的常用血清诊断标志物。

胚胎还是肿瘤？

很久以前，生物学家就注意到在胚胎期的哺乳动物体内，存在一些特殊的蛋白质。这些蛋白质由胚胎的肝脏细胞或卵黄囊细胞产生，并在出生后会随着时间的推移而逐渐减少甚至消失。因为这种蛋白质只在胚胎时期出现，所以称为"胚胎蛋白"。后来，科学家们还发现某些肿瘤细胞会重新分泌人体在胚胎时期特有的蛋白，因此将其称为"癌胚蛋白"。

为什么癌细胞能够产生胚胎蛋白？研究的结果是有趣而悲剧性的：胚胎和肿瘤竟有很多相似之处。除了肿瘤之外，没有其他组织可以像受精卵细胞一样具有这种生长能力。受精卵可以快速发育成为一个小型生物，比如人类。只要怀孕 10 个月，一个大胖小子就会出生。受精卵细胞在分裂和增殖的同时还不断分化成神经细胞、肌细胞、皮肤细胞等，这种具有分化潜力但尚未分化的细胞称为"干细胞"。近年来，许多研究都希望获得干细胞，并将其移植到组织受损的地方（例如心肌梗死），以便其能分化成心肌细胞来修复心脏损伤。然而，在肿瘤中，也存在一种称为"未分化癌"的细胞。在显微镜下，它们的形态介于腺癌和鳞癌之间，很可能是由于细胞尚未充分分化导致的。总体而言，未分化癌具有更高的恶性程度。因此，胚胎和肿瘤之间确实存在许多共同点，两者能产生相同的蛋白质也就不足为奇了。当然，胚胎可以制造新的生命，而肿瘤则可能毁灭生命。虽然生命的规律中，生老病死是统一的，但谁又能否认它们之间的重大差异呢？

甲胎蛋白与原发性肝癌

　　甲胎蛋白（AFP）在 1956 年首次发现于胎儿血清中。1963 年阿别列夫（Abelev，苏联科学家）等首先在移植性肝癌小鼠的血清中发现 AFP。1964 年，塔塔里洛夫（Yuri Semenovich Tatarinov，苏联科学家）报道自原发性肝细胞癌患者血清中发现高浓度的 AFP。随后，他的同事进一步发现在肝癌患者的血液中也存在这种蛋白。但正常人（不包括孕妇）、非肝癌的肝病患者、其他癌症患者甚至包括其他癌症已转移至肝脏的患者，他们的血液中都查不到这种 AFP。因此，他们宣布只需检测 AFP，就可诊断肝癌。

　　虽然苏联的肝癌患者不多，但对我国而言 AFP 的研究结果具有极大的重要性。中国是全球肝癌患者数量最多的国家之一，手术切除常被视为治疗癌症的首选方案，但肝癌由于难以早期诊断，且用手触摸确定肿瘤是否为肝癌的方法并不可靠，导致肝癌治疗效果较差，甚至被称为"癌中之王"。当年还没有 B 超和 CT 等设备可以使用，医生只能通过手摸来确定患者的肝区是否有肿物，有时即使摸到了肿块，也难以绝对判断是否为肝癌。因为胆囊癌、胰头癌、右侧肾脏的肿瘤也容易出现在该区域，而且大型结节型的肝硬化、肝脓肿也会在肝上形成肿块，这就会加大肝癌的确诊难度。

　　后来，中国引进了 AFP 检测方法，帮助了大量肝癌患者确诊。然而，AFP 只适用于原发性肝癌，对于其他癌症转移至肝脏的转移性肝癌及胆管细胞癌则不适用。肝细胞癌中只有约 60%～70% 的患者的血液中能检测到 AFP，这是因为 AFP 是由肝癌细胞产生的，产生量受肝癌细胞分化情况的影响，如果肝癌细胞分化过差也无法产生较多的 AFP。此外，如果将肿瘤摘除后，肝癌患者血液中的 AFP 会以每周减少一半的速度下降。如果切除彻底，AFP 就会降低到正常水平，如果降低到正常水平，则表明手术已经彻底。如果无法降低到正常水平，则表明手术未能彻底，复发的可能性很大。如果降低后再升高，则肝癌复发转移的可能性极高。

特定历史时期下的甲胎蛋白

AFP 是对诊断肝癌贡献极大的指标。只要怀疑是肝癌，就可以通过验血检查 AFP。但是肝癌患者早期通常没有症状，如何让患者及早检查呢？20 世纪 70 年代 AFP 传入我国后，我国正处于一个特殊的历史时期，当时卫生机构组织的检查都不收费，这让大规模的普查成为可能。上海等地响应"为贫下中农服务""为工农群众服务"的口号，在上海附近的一个肝癌高发的农村地区及上海的部分工厂中"送医送药上门"，主动为工农大众检查 AFP，通过对无症状的人群检测 AFP，的确发现了若干肝癌患者。这些患者原本无症状，因检测 AFP 而发现，此时他们的肝部肿瘤大都体积很小，手术切除率高而且术后复发率低，许多患者因而获得治愈。利用检测 AFP 的方法拉开了肝癌早发现、早诊断、早治疗的帷幕，治愈了许多患者，彻底改变了肝癌诊疗的格局。

但 AFP 的这种普查方法也有其局限性，只适用于特定历史时期。后来的研究表明，35 岁（肝癌高发区，如东南沿海）或 40 岁以上的乙肝、丙肝病毒感染者，特别是肝硬化患者，应该每半年检测 AFP 并接受超声检查，这也成为早期发现肝癌的主要途径。AFP 阳性还需要做 B 超、CT 等影像检查才能做出完整的诊断。另外，预防乙肝和丙肝病毒感染也非常关键。我国推行乙肝疫苗计划免疫接种多年，已经摆脱了乙肝高发的尴尬局面，青少年肝癌的发病率得到明显改善。

从今溯古：前列腺特异性抗原的发现与历史

日本的渡边淳一，南非的曼德拉，"股神"巴菲特，媒体巨头默多克，这些都是在各自领域内取得了巨大成就的人，但他们无一例外，都难逃"魔咒"，患上了前列腺癌。近年来，我国泌尿系统肿瘤的发病率呈上升趋势。前列腺癌的发病率在上海已经排在男性泌尿系统恶性肿瘤的首位。如果及早发现，前列腺癌可以通过手术或放射治疗获得长期存活的机会。但是，如果肿瘤细胞转移了，那么治疗的效果就会大打折扣。前列腺癌的早期症状不明显，患者在日常生活中很难发现，而等到出现明显的症状时，大多已经发展到晚期。在美国等发达国家，50 岁以上的男性每年都会进行血清前列腺特异抗原检查，这种检查能大大提高早期前列腺癌的发现率。

前列腺癌的历史

回望世界人类的历史，迁徙范围最为广阔、分布范围最为广泛的族群，应该就是中国史书记载的塞种人，或希腊历史记载中的斯基泰人。他们是驰骋欧亚的草原民族，是公元前 8 世纪至公元前 1 世纪最为活跃的族群，在公元前世界的文明交往、文化交流中所起到的传播作用首屈一指。考古发现表明，他们的聚落广泛散布于黑海北岸以及南西伯利亚草原之间。随着塞种人渐渐淡出历史的记载，这一族群所创造的文明似乎也消失了。

1971 年，俄罗斯考古学家在西伯利亚南部图瓦附近的阿尔赞（Arzhan）山区发现了 20 多座塞种人的墓葬，其中一座建于公元前七世纪的墓葬被称为阿尔赞 2 号。该墓主可能是一位显赫的塞种国王，逝世时年龄在 40～50 岁。德国古人类学家舒尔茨在该墓主的颅骨、肋骨、脊椎、上下肢等处发现了骨质破坏迹象，骨髓造血机能也遭严重破坏，类似前列腺癌骨转移的临床表现。2007 年，通过从骨骼标本中检测出的前列腺特异性抗原（PSA），这位被西方学者称为图坦卡蒙（古埃及法老）的国王被确定为死于前列腺癌，是现今发现最早被诊断为转移性前列腺癌的人。

目前已知年龄最大的前列腺癌患者，是 2 250 岁的古埃及托勒密木乃伊 M1，保存于葡萄牙里斯本国家考古博物馆。木乃伊 M1 生活在公元前 285～230 年，是一名身高 5 英尺 5 英寸的成年男性。盆骨和腰椎间散布有许多 0.03～0.59 英寸的密集肿瘤，表现出前列腺癌的典型症状，可能在 51～60 岁身亡。研究人员表示，木乃伊 M1 生前长期受前列腺癌病痛的困扰，且癌症在多处存在转移。前列腺癌从胡桃大小的前列腺开始，向骨盆、腰脊柱、上臂、腿骨扩散，最后遍及多数骨骼，受损严重的骨头多是转移性前列腺癌造成的。木乃伊 M1 是目前发现的最古老的癌症样本之一，即使在遥远的年代，前列腺癌早已成为侵害男性健康的"杀手"之一。

前列腺特异性抗原与前列腺癌

前列腺特异性抗原（PSA）的发现可以追溯到 1971 年。当时日本科学家 M. Hara 发现 PSA 是由前列腺上皮细胞合成分泌至精液中，是精液的主要成分之一。1979年，美国科学家M. C. Wang在前列腺肥大症患者的前列腺组织中分离出丝氨酸蛋白酶，并提纯出PSA。1980年，M. C. Wang又在晚期前列腺癌患者的血清中发现PSA，并最早报告了患者血清中的PSA明显升高，为无创诊断前列腺癌奠定了重要基础。

自1986年开始，美国食品药品监督管理局（FDA）批准PSA用于前列腺癌患者的检测，并被应用于前列腺癌的筛查、辅助诊断和治疗监测。血清中PSA主要存在结合与非结合两种形式，血液中绝大多数PSA与多种内源性蛋白酶抑制剂相结合形成复合PSA，剩余少部分在血清中处于游离状态，成为游离PSA。考虑到影响PSA检测的因素较多，1993年科学家又提出了游离前列腺特异性抗原（fPSA）与总PSA（total PSA，tPSA）之比的概念，联合应用能够提高PSA灰区检出率和准确性，并减少不必要的活检，进一步提升临床应用价值。

在前列腺癌临床筛查实践中，PSA备受关注。一项覆盖欧洲八个国家的前列腺癌随机筛查研究表明，PSA筛查使得前列腺癌死亡率下降了21%。2022年中国泌尿外科学会发布的《前列腺癌诊断治疗指南》建议对于50岁以上有下尿路症状的男性进行常规PSA和直肠指检，对有前列腺癌家族史的男性人群，应从45岁开始定期检查、随访。直肠指检异常、有骨痛、骨折等临床征象或影像学异常等应进行PSA检查。现在我们已经有成熟的前列腺癌诊断方法，包括血清标志物PSA检测、直肠指检、影像学检查和前列腺穿刺活检。其中，穿刺活检是诊断前列腺癌的"金标准"，但这是一种侵入性、创伤性的检查方法，且会带来并发症，而血清检测只需要采血一次，这种方式方便又经济。目前国内外指南推荐对于高危男性，首先进行 PSA 检测结合直肠指检进行早期筛查，对于阳性患者再采用活检确诊及判断分期。

第 **4** 章

现代文明病——代谢性疾病检测

现代文明病，听起来似乎是高雅的，但你千万不要认为只要是和"文明"二字有关的"文明病"就是正面的。高度发展的现代化社会，带给人们的是舒适的生活环境和懒惰的生活方式，而这也恰恰就是现代"文明病"产生的土壤。文明病又被叫做"生活方式病"，它并非由细菌或病毒引起，而是生活水平不断提高，人们过度地热爱享受，不怎么注意自己的生活方式，营养过剩，不爱运动，加之生活中的各种压力与紧张情绪，长期积累所致的代谢疾病，现代医学也将其称之为"富贵病"，可以分为"结构病""能量过剩病"及"神经和精神疾病"三种。结构病是指人的身体结构如骨骼、肌肉、韧带、关节等，由于长期缺乏力的刺激或受到力的刺激不合理所引发的一类疾病。能量过剩病是由于人体长期能量摄入相对过剩所引发，这类疾病主要包括心脑血管疾病、肥胖症、脂肪肝、糖尿病等。神经和精神疾病是由于精神压力过重、缺乏必要的身体运动来调节而引发的精神或神经疾病。尽管这些疾病大多数是在成年期发生的，但是许多有关的不良生活方式却是在儿童和青少年时期形成的。

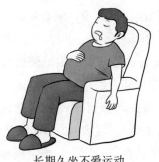

长期久坐不爱运动

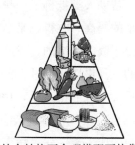

饮食结构不合理搭配不均衡

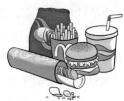

吃完正餐还吃各种零食

不良生活方式

　　常被忽略的高血压、患者逐步年轻化的糖尿病、隐形杀手高血脂、近 50% 的人体重超标等，已成为危害国人健康的主要病种。可以说，物质文明的发展是"富贵病"产生的根本原因。

🐦 警惕"糖衣炮弹"侵袭——糖尿病

　　糖尿病是迄今为止人类发现的最古老的病种之一，从有确切的史料文字记载开始，其历史至少有三千五百年之久。追踪到远古时代，那时候我们的祖先吃的是天然瓜果，呼吸的是新鲜空气，狩猎捕鱼一刻不停闲不住，这种少吃多动的生活习惯，帮助人类抵御了一些疾病的风险。而如今，随着我们生活水平的提高，吃得越来越好，动的越来越少，各种"富贵病"获得了突飞猛进的"发展"，糖尿病就是其中严重威胁公众健康的一种慢性病。过去数十年间糖尿病发病率呈"爆炸式"地增长，研究数据显示，中国糖尿病患者数可谓"冠绝全球"。2021年《美国医学会杂志》（JAMA）上发表的《2013—2018年中国成人糖尿病患病率治疗率统计数据》指出，糖尿病和糖尿病前期的患病率总和从2013年的46.6%增加到了2018年的50.5%。从2018年的统计数据来看，超过了50%，也就是说每2个中国成人中就有1人患有糖尿病或者处于糖尿病前期。糖尿病已成为继肿瘤和心血管疾病之后，威胁中国人健康的第三大慢性疾病。糖尿病是怎么引发的？患上糖尿病都有啥症状？我们如何早期发现尽早预防？让我们来透彻地了解糖尿病吧。

糖尿病是由于胰岛素分泌相对或绝对不足导致的代谢性疾病，而胰岛素是一种激素，可以将葡萄糖转化为能量。人体每天都会摄入一定量的糖分，我们食用的甜点、饼干、饮料、米饭中都含有糖分，这些糖分会在肝脏聚集，随后生成葡萄糖，身体健康的人体内会产生胰岛素，将葡萄糖转化为日常的能量，相反，糖尿病患者没有办法生成或者利用胰岛素来转化葡萄糖，糖分长期累积在体内，就会引发高血糖，导致糖尿病。

血糖"糖衣炮弹"和胰岛素的默契

高糖高脂食物不断帮助我们存储能量，能量摄入增多与体力劳动减少的这种不平衡，最后导致血糖升高。面对"糖衣炮弹"的攻击，我们身体也自有一套应对方案，那就是胰岛素，

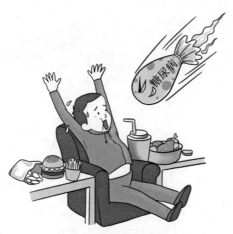

警惕"糖衣炮弹"侵袭

了解胰岛素的作用，我们就能明白糖尿病是怎么找上门来的。胰岛素是身体里的一种激素，控制着蛋白质、糖、脂肪这三大营养物质的代谢和储存情况。胰岛素本身不产生能量，但它是能量的"搬运工"，哪里需要哪里搬——当你吃饭（摄取能量）时，是它把血液里的葡萄糖快递到各个细胞中提供能量，支持着你的生命活动。它的分泌一旦出现异常，你的生命补给线就岌岌可危了。当血液中的葡萄糖被胰岛素送入细胞后，就会发挥三大作用：

促进组织细胞对葡萄糖的摄取和利用，降低血糖；

促进脂肪酸合成和脂肪储存，减少脂肪分解（当胰岛素缺乏时，脂肪代谢会发生紊乱，脂肪分解加强后，生成大量酮体，严重时会出现酮症酸中毒）；

促进细胞对氨基酸的摄取和蛋白质的合成。

胰岛素分泌正常对人体有两个作用：第一，帮助维持空腹

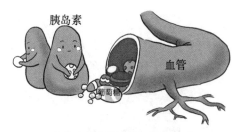

胰岛素是葡萄糖的"搬运工"

血糖的正常；第二，降低餐后的血糖升高程度，维持餐后血糖正常。胰岛素是机体内唯一可以直接降低血糖的物质。面对"糖衣炮弹"的攻击，"侦查员"多肽检测到血糖升高时，便会把情报汇总给胰腺"通讯兵"，通知"胰岛工厂"派出"降糖小能手"——胰岛素，胰岛素拿出"门禁卡"，把葡萄糖分子请进细胞里发挥作用，这样血液中的葡萄糖水平就保持稳定了。但是，当上述任一环节出现问题时，送出去的情报总是被细胞拒收或者延误，高血糖就随之而来了。注射胰岛素，就相当于叫来外援模拟胰岛素的生理分泌模式，以恢复人体血糖和胰岛素的这种平衡。

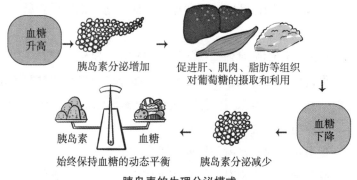

血糖升高 → 胰岛素分泌增加 → 促进肝、肌肉、脂肪等组织对葡萄糖的摄取和利用 ↓ 血糖下降

胰岛素分泌减少

胰岛素　血糖

始终保持血糖的动态平衡

胰岛素的生理分泌模式

并发症带来的"伤心"

糖尿病是一种全球性的流行性疾病，随着经济生活的高速发展，其患病率急剧增高，已成为威胁人类健康的第三大杀手。糖尿病的危害与其发生并发症的部位有关，如当患者出现大血管病变，可能出现冠心病、心绞痛、心肌梗死、脑出血等；当患者出现微血管病变，可能出现肾功能不全；当患者出现外周血管病变，可能出现糖尿病足；另外患者还可能出现视网膜病变、性功能障碍等。糖尿病的发生还与遗传因素和环境因素有关，若家族有糖尿病遗传背景，本人又有高血脂、高血压等情况，则比较容易患糖尿病。其中的心血管疾病，包括心肌梗死、动脉粥样硬化等，这种"伤心"，是糖尿病患者致死致残的头号杀手，究其病因，主要有三高：高血压、高血脂、高血糖。

我们说，高血糖本身并不可怕，真正可怕的是糖尿病所致的各种并发症。如果控制不好的话，患者从头到脚、由内到外、从肉体到精神几乎无一幸免。说糖尿病是"百病之源"绝不夸张。在糖尿病的早期阶段，患者除了血糖偏高以外，可能没有任何症状，但如果因此而满不在乎，持续的高血糖状态可能在不知不觉中侵蚀全身大、小血管及神经，引起各个组织器官的病变，因此早期发现就可以早期预防。糖尿病主要分为 1 型和 2 型糖尿病，它们无论在起因、表现上还是治疗上都有很大的差异，我们需要鉴别它才能对症治疗。

视网膜病变
模糊不清
失明

糖尿病七大危害

脑血管病变
血管栓塞
致瘫

心血管病变
心肌梗死
冠心病

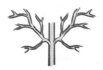
神经系统病变
感觉异常
蚁走感

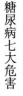

血管系统病变
动脉硬化

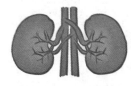
肾功能衰竭
肾脏病变
尿毒症

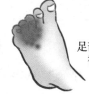
足部坏疽
截肢

糖尿病危害

两种糖尿病对照表

糖尿病分型	1 型糖尿病	2 型糖尿病
患病人群年龄	起病较急，年龄偏小	起病较缓，中老年常见
形成原因	胰岛素绝对分泌不足，导致胰岛素绝对缺乏而发病	胰岛素抵抗，伴有或不伴有胰岛素相对分泌障碍

（续表）

糖尿病分型	1 型糖尿病	2 型糖尿病
临床症状	有明显的三多一少症状，即多饮、多食、多尿和体重下降	三多一少症状不典型，但是有明显的心脑血管并发症风险，一般有家族史、高脂血症、高糖饮食、肥胖等独立危险因素
并发症	易发生酮症酸中毒	较少发生酮症酸中毒
临床治疗	只有注射胰岛素才可控制高血糖，口服降糖药一般无效	通过合理的饮食控制和适当的口服降糖药治疗，便可获得一定的效果

探究糖尿病的蛛丝马迹

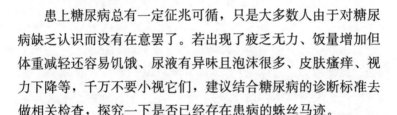

患上糖尿病总有一定征兆可循，只是大多数人由于对糖尿病缺乏认识而没有在意罢了。若出现了疲乏无力、饭量增加但体重减轻还容易饥饿、尿液有异味且泡沫很多、皮肤瘙痒、视力下降等，千万不要小视它们，建议结合糖尿病的诊断标准去做相关检查，探究一下是否已经存在患病的蛛丝马迹。

糖尿病诊断标准如下。

随机血糖：如果血糖值大于 11.1 mmol/L 时，需要考虑为糖尿病。

空腹血糖：如果血糖值大于 7.0 mmol/L 时，需要考虑为糖尿病。

OGTT 试验（即糖耐量试验）：一般口服 75 克无水的葡萄糖，120 分钟后检测血液中的葡萄糖的浓度。如果血糖值大于 11.1 mmol/L，需要考虑为糖尿病。

糖化血红蛋白（HbA1c）≥6.5%，需要考虑为糖尿病。

血液检查对糖尿病的诊断、疗效判定都是有力的依据，因此是一项不可忽视的重要检查。

根据临床需要及时选择具体的检查项目，有助于糖尿病的早期发现和病情的监测。

临床上糖尿病检查项目很多，分述如下。

尿糖测定阳性是发现糖尿病的重要线索，但不能用于确诊糖尿病。

血糖测定显示血糖升高是诊断糖尿病的主要依据。其中，在正常饮食的情况下，若随机血糖值大于 11.1 mmol/L 时，可以诊断为糖尿病；而当晚餐后停止饮食 8~12 个小时以上，最多不超过 14 个小时的情况下，检测血液中的葡萄糖的浓度，空腹血糖值大于 7.0 mmol/L 时，可以诊断为糖尿病。

OGTT 试验（即糖耐量试验）是目前公认的诊断糖尿病的金标准，在血糖增高但尚未达到糖尿病诊断标准时，为明确是否患糖尿病，可以采用 OGTT 进行鉴别诊断。糖耐量异常常见于 2 型糖尿病。

糖化血红蛋白（HbA1c）是葡萄糖与血红蛋白非酶促反应结合的产物，通常反映 2 个月的平均血糖水平，其值相对稳定，不受短期饮食等影响，因此是评价长期血糖控制情况的金指标，也是指导临床调整治疗方案的重要依据。

糖化血清蛋白是血糖与血清白蛋白非酶促反应结合的产物，通常反映 2~3 周血糖的平均水平，可以作为糖尿病患者短期血糖波动的可靠指标。

血浆胰岛素和 C 肽测定用以评价胰岛 B 细胞功能，主要作用是明确哪一种类型的糖尿病。1 型糖尿病患者的胰岛素 C 肽分泌较低且没有峰值，2 型糖尿病患者的胰岛素 C 肽分泌有峰值且分泌量良好。1型糖尿病是体内胰岛素绝对分泌不足，需要终生应用胰岛素治疗，2型糖尿病则代表体内胰岛素相对分泌不足，可以选择口服药物，也可以选择胰岛素。

胰岛细胞抗体（ICA）、胰岛素自身抗体（IAA）和谷氨酸脱羧酶（GAD）抗体是1型糖尿病体液免疫异常的三项重要指标，其中以GAD抗体升高，持续时间长，对1型糖尿病的诊断价值大。在1型糖尿病的一级亲属中也有一定的阳性率，有预测1型糖尿病的意义。

关于代谢紊乱方面还应进行血脂、血浆尿素氮、肌酐、尿酸、乳酸、β2-微球蛋白、血液流变学等的测定。

血糖水平监测

血糖控制程度	理想	尚可	差
空腹血糖	4.4～6.1	≤7.0	＞7.0
餐后2小时血糖	4.4～8.0	≤10.0	＞10.0
糖化血红蛋白	＜6.5%	6.5%～7.5%	＞7.5%

"逆转"糖尿病，柳暗花明

由于糖尿病病程长，且目前又无较理想的药物根治，所以对糖尿病的预防和及时治疗，控制病情发展尤为重要。要有的放矢，防患于未然，及早预防，正如中医所说的"圣人不治已病治未病，不治已乱治未乱"。预防能够大大减少糖尿病并发症的发生，这些并发症对患者的生活、心理健康以及经济状况都会造成很大的影响，会严重影响患者的生活质量，减少患者的寿命。因此，我们要构筑五道防线，最大限度地降低糖尿病

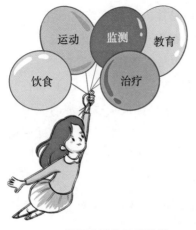

糖尿病防治五道防线

的发生率。

教育与心理防治：应先通过健康宣传教育告知群众什么是糖尿病、糖尿病的症状、糖尿病的危害等，使群众具有糖尿病的自我监测意识，若出现了"三多一少"，即进食多、饮水多、排尿多、体重减少的典型症状，应及时前往医院进行检查。

饮食防治：糖尿病目前尚不能根治，一旦发生，将终身相伴。日常生活中我们应注意合理膳食、营养均衡，保持低盐、低脂、低糖饮食，避免长期、大量食用含糖量高的食物，如糖果、果汁、糕点等，限制高脂肪食物摄入量，如肥肉、内脏、煎炸食品等。

运动防治：日常生活中应保持合理的有氧运动，可以改善心肺功能、促进血液循环，加速糖类代谢，改善胰岛素抵抗等情况，保持正常体重对预防糖尿病至关重要。

药物治疗：在单纯饮食及运动治疗不能使血糖维持基本正常水平时，适当选用口服降糖药或胰岛素。由于1型糖尿病是胰岛素绝对缺乏所致，所以要长时间按规律用胰岛素药物进行治疗，才可以使血糖值维持正常水平；2型糖尿病通常是胰岛素分泌相对不足所致，因此可以通过服用如二甲双胍等降糖药物治疗。

病情监测：日常生活中应注意定期进行血糖检测，评估血糖是否处于稳定水平，若血糖存在异常波动，要立即通过生活方式干预，进而预防糖尿病。注意高危人群筛查，肥胖者尤其是中心型肥胖者，有糖尿病家族史者、糖调节受损历史、妊娠糖尿病史、多囊卵巢综合征史、长期接受抗精神病药物治疗等人群，应注意定期检查血糖，注意是否有血糖异常升高的现象。

让人不能行走的疾病——痛风

痛风，是一种"古老"而又"时髦"的疾病，说"古老"是因为早在公元前 5 世纪世界各地就有痛风发作的记载。古希腊希波克拉底认为痛风与放纵的生活方式有关，称足痛风为"富人的关节炎"。《黄帝内经》认为痛风的原因是"喜怒不节，饮食不适，寒温不时"。痛风频繁光顾帝王贵族，因此有"帝王病""富贵病"之称。随着社会的发展、人民生活水平的提高、饮食结构的改变，痛风已经不再是富人的专利，而成为现代"时髦"的疾病，其发病率正在直线上升而居高不下，我国患病率为 1%～3%，患者人群逐步趋于年轻化，男女比例为15～20：1，已经成为我国仅次于糖尿病的第二大代谢性疾病，肆意吞噬着人们的健康。

痛风大多发作在灯火阑珊之时，胡吃海喝之后。凡事皆有因果，日积月累，进食过量的海鲜、动物内脏、肉类食物、老火靓汤、酒精等高嘌呤饮食，又运动极少，机体代谢受影响，尿酸生成增加、排出减少，血尿酸水平自然噌噌噌就上去了。它的发作来如疾风骤雨，难以忍受。那种蚀骨之痛，如钢针锥骨，如刀割撕裂，让人痛不欲生。如果痛风长期放任不管，那

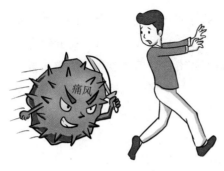

"生命第一痛"——痛风

么接下来损害的就是身体的重要脏器——心脏病、糖尿病、脂肪肝、肾衰竭不会缺席！如何才能化险为夷，这就需要我们每个人正确认识和了解痛风，熟知痛风的预防措施，积极地去预防或治疗痛风及其并发症。

蚀骨之痛，刻骨铭心

痛风，"让人不能行走的疾病"，也被称为"生命第一痛"。痛风是嘌呤代谢障碍所致的一组慢性代谢异质性风湿疾病。提起痛风就不得不提嘌呤和尿酸，它们可谓是"结义三兄弟"。简而言之，嘌呤代谢的最终产物是尿酸，嘌呤代谢障碍使尿酸产生过多或排泄减少，导致高尿酸血症，痛风则是在长期高尿酸血症的情况下，导致人体的组织、器官发生病变的一种疾病。

痛风是由于嘌呤代谢紊乱引起尿酸浓度过高，尿酸结晶沉积于关节、软组织、骨骼、软骨和肾脏等处而引起的疾病，属代谢性风湿病。临床表现为高尿酸血症，伴痛风急性关节炎反复发作，痛风石沉积，痛风性慢性关节炎和关节畸形，并可累及肾脏引起慢性间质性肾炎和尿酸肾结石形成。

嘌呤是遗传物质，存在细胞和食物当中（比如高嘌呤食物：动物内脏、海鲜、啤酒等），而嘌呤代谢产物就是尿酸。

体内嘌呤经代谢最终转化生成尿酸，主要经肾排出体外。长期摄入高嘌呤食物，再加上一些诱导因素极易导致尿酸在体内沉积，而引发高尿酸血症，导致痛风。对于此类疾病，除采用药物治疗外，还必须限制高嘌呤食物的摄入。

尿酸是人体代谢的垃圾，正常情况下会经肾脏排出体外，但是当摄入过量的高嘌呤食物或者尿酸排泄不畅，那血液中的尿酸就会蓄积过多，成为高尿酸血症，这就是痛风发作了。痛风除了给患者躯体带来巨大的痛楚，还会引发一连串并发症，杀伤力也不容小觑。

痛风与嘌呤和尿酸的关系在"痛风的形成过程"图示中就能清晰地弄明白。

旧时王谢堂前燕，飞入寻常百姓家

痛风在过去被称为"帝王病""富贵病"，是因为当时痛风好发于富贵人群。但随着生活水平的提高，生活方式的改变，痛风这只"旧时王谢堂前燕"，也飞入了寻常百姓家。如今普通人的生活方式给健康埋下了很多地雷，高蛋白高热量饮食、运动量不足引起的肥胖、甜饮料喝太多、喜欢饮酒、经常熬夜、压力太大，简单来说，痛风的发生是"吃"出来的，"熬"出来的！说到"三高"大家都知道是高血压、高血糖、高血脂，但被称为"第四高"的你知道是什么吗？就是高尿酸血症。高尿酸血症已成为继高血压、高血脂、高血糖之后的"第四高"！痛风也已成为继糖尿病之后又一常见代谢性疾病。

痛风的发作必然经历高尿酸血症阶段，而这一阶段亦可视为痛风的早期阶段。尿酸一般通过肾脏排出体外，如果体内的尿酸过多，排出不及时，会造成尿酸蓄积，因此嘌呤合成代谢

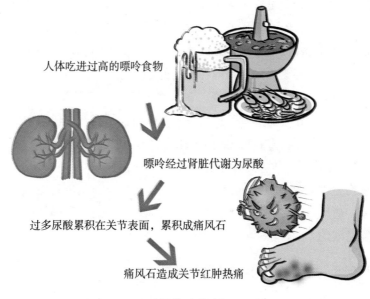

人体吃进过高的嘌呤食物

嘌呤经过肾脏代谢为尿酸

过多尿酸累积在关节表面，累积成痛风石

痛风石造成关节红肿热痛

痛风的形成过程

增高或尿酸排泄减少，都有可能会造成体内血尿酸增高，析出后会形成结晶，有可能沉积在小关节部位，进一步引起关节的红、肿、热、痛，即为痛风。发作过痛风的人一定对那种钻心的痛刻骨铭心。痛风起病急骤，患者常在午夜或清晨被关节痛惊醒，疼痛进行性加重，呈刀割样、撕裂样或咬噬样，症状数小时内达到高峰。70%的痛风主要表现为第一跖趾关节的红肿热痛。但发病的关节不限于此，还常见于手部关节、膝盖、肘部等。

捕风捉影，定期检测

　　痛风，像一阵风，来得快，去得也快，所以大多数患者都

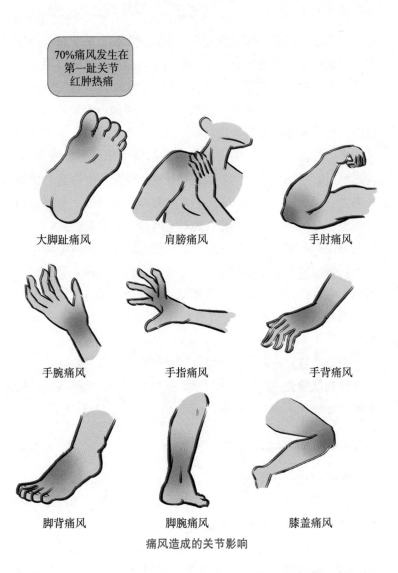

70%痛风发生在
第一趾关节
红肿热痛

大脚趾痛风　　　　肩膀痛风　　　　手肘痛风

手腕痛风　　　　手指痛风　　　　手背痛风

脚背痛风　　　　脚腕痛风　　　　膝盖痛风

痛风造成的关节影响

是"好了伤疤忘了痛"，只注重急性发作期的治疗。当疼痛缓解后逐渐恢复了正常的生活，就不再进行系统有效的预防和治疗。殊不知，随着时间慢慢发展，尿酸钠沉积在关节及其周围就会形成结晶，即痛风石。这些痛风石可造成痛性的、覆盖皮肤的结节。痛风石逐渐增大后，可能影响关节功能、压迫神经、影响脏器功能，其外表皮肤可能变薄溃破，形成瘘管，排出白色粉笔屑样的尿酸盐结晶物，经久不愈。此时，就只能通过手术进行治疗。痛风的四大危害包括关节畸形、肾脏损伤，同时易引起心脑血管疾病，也是糖尿病的催化剂。因此，痛风病患者一定要坚持科学规范的治疗，在医生的指导下坚持用药和调整饮食结构，并定期进行血检，特别是要检测血尿酸。

血尿酸测定：血尿酸水平升高是痛风患者的重要临床生化特点，血尿酸升高是诊断痛风最直接的实验室证据，而且也是确诊的必备检查之一，通常采用尿酸氧化酶法进行测定。

血常规检查：痛风关节炎患者急性发作时常伴白细胞增多。

血沉检查：痛风关节炎急性期常伴血沉明显增快。

肾功能检查：用于评估肾功能受损情况，辅助判断高尿酸来源。

科学防治，痛风无所遁形

痛风发病呈现年轻化趋势，近年来与痛风相关的疾病，比如：糖尿病、高血压、血脂异常等也越来越多地出现在年轻人群，而这些疾病通过不同的途径升高血尿酸浓度，如果不能及时纠正各种代谢紊乱，长期的代谢异常相互助长，诱发心脑血管疾病、动脉硬化症、肾脏损害、神经系统损害等。痛风还"重男轻女"，男女比例为 15～20：1，约 95% 的痛风患者是男性。究其原因，除了因为男性比较喜欢饮酒外，还与人体的激

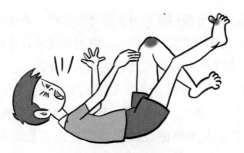

痛风发病呈现年轻化趋势

素有关。雌激素不但能促进尿酸排泄，还能抑制尿酸在关节形成结晶，当然就不会刺激关节产生炎症了。所以，年轻女性极少发生痛风，但是绝经后的女性失去了雌激素的保护，痛风的发生和男性就不相上下了。出现痛风一定要积极治疗，拖得时间越长，带病时间越久，出现的并发症就会越多，严重影响我们的生活质量和寿命。因此，早预防、早发现，规范地全程监测治疗更有助于恢复健康。

痛风的预防主要是控制体内的尿酸水平，促进尿酸排泄，抑制尿酸生成，需要做到以下几点。

大量饮水：每日饮水量至少在 2 000 毫升以上，以增加尿酸的排泄。

控制体重：原发性的高尿酸血症一般伴有肥胖、糖尿病、冠心病等，常常认为与胰岛素抵抗有关。肥胖是引起痛风的危险因素，因此控制体重十分必要，需要控制饮食的总热量，同时结合适当的体育运动。

减少饮酒：饮酒是诱发痛风的常见原因，饮酒后体内的尿酸生成增加，摄入过多的酒精可以产生大量的乳酸，使肾脏排泄尿酸减少，最终导致血中尿酸水平升高。

少喝饮料：含糖的软饮料、果汁类饮料、奶茶等都富含果糖，过量摄入果糖可以导致机体尿酸生成增多，还能抑制肾脏排泄尿酸，经常饮用可以导致尿酸的水平升高。

合理的饮食：海鲜、动物内脏、肉汤、豆类食物、麦芽、紫菜、香菇、豆芽、芦笋含嘌呤比较多，应当控制适量食用。日常生活中应当选择健康饮食，多进食水果、蔬菜、五谷杂粮。

 环肥燕瘦，有度方能各自美丽——远离肥胖症

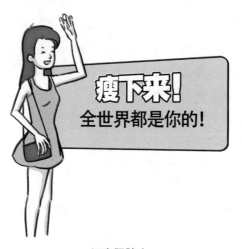

远离肥胖症

随着全球经济的快速发展，生活水平日益提高，生活习惯、饮食结构不断变化，肥胖症的发病率与日俱增。世界卫生组织宣告称，肥胖已成为全球首要的健康问题，作为全球性的流行病威胁着人们的健康。从现代医学的角度来说，肥胖并不是福，而是祸。肥胖不仅影响外形美、个人自信及生活质量，更是人体多种病症的诱因，也是衰老的警告！肥胖是仅次于吸烟之后第二个可预防的危险因素，肥胖症也已与艾滋病、吸毒、酗酒并列为世界四大医学社会问题。肥胖可引起脂肪肝、高血压、糖尿病、冠心病、高血脂、中风等并发症，很多慢性疾病都是由肥胖引起的，肥胖已成为万病之首。有钱难买老来瘦，绝大多数长寿老人并非胖子。

危害人类健康的第一杀手

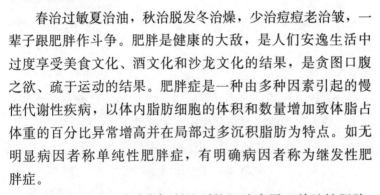

春治过敏夏治油，秋治脱发冬治燥，少治痘痘老治皱，一辈子跟肥胖作斗争。肥胖是健康的大敌，是人们安逸生活中过度享受美食文化、酒文化和沙龙文化的结果，是贪图口腹之欲、疏于运动的结果。肥胖症是一种由多种因素引起的慢性代谢性疾病，以体内脂肪细胞的体积和数量增加致体脂占体重的百分比异常增高并在局部过多沉积脂肪为特点。如无明显病因者称单纯性肥胖症，有明确病因者称为继发性肥胖症。

单纯性肥胖：平时我们所见到的肥胖多属于单纯性肥胖，所占比例高达99%，这是一种找不到原因的肥胖，医学上也可把它称为原发性肥胖。任何因素，只要能够使能量摄入多于能量消耗，都有可能引起单纯性肥胖，这些因素包括进食过多、体力活动过少、社会心理因素、遗传因素等。引起单纯性肥胖的病理改变主要是脂肪细胞的数量增多、体积增大，这种体积增大是细胞内脂肪堆积的结果。简而言之单纯性肥胖就是非疾病引起的肥胖，这类患者全身脂肪分布比较均匀，没有内分泌混乱现象，也无代谢障碍性疾病，其家族往往有肥胖病史。单纯性肥胖又分为体质性肥胖和过食性肥胖两种：体质性肥胖即双亲肥胖，是由于遗传和机体脂肪细胞数目增多而造成的，还与 25 岁以前的营养过剩有关系。这类人的物质代谢过程比较慢，代谢率比较低，合成代谢超过分解代谢；过食性肥胖也称为获得性肥胖，是由于人成年后有意识或无意识地过度饮食，使摄入的热量大大超过身体生长和活动的需要，多余的热量转化为脂肪，促进脂肪细胞肥大与脂肪细胞数目增加，脂肪大量堆积而导致肥胖。

继发性肥胖：这类肥胖仅占 1%，是指由于其他健康问题所导致的肥胖，是有因可查的肥胖。根据引起肥胖的原因，又可将继发性肥胖分为下丘脑性肥胖、垂体性肥胖、甲状腺功能低下性肥胖、库欣综合征导致的肥胖、性腺功能低下性肥胖等，分别因下丘脑、垂体、甲状腺、肾上腺和性腺疾病而致。其中，成人以库欣综合征和甲状腺功能低下性肥胖为多见，儿童中以颅咽管瘤所致的下丘脑性肥胖为最多。

一般对于一个肥胖者，我们首先要想到继发性肥胖，要考虑在其肥胖的背后，有无器质性病变，而不能一上来就认定为单纯性肥胖。这个道理很简单，如果把单纯性肥胖考虑为继发性肥胖，只是提高了对引起肥胖的疾病的警惕性而已，对患者没有什么害处；而如果把继发性肥胖误认为单纯性肥胖，就可能放松警惕，贻误病情。这种误判不但解决不了肥胖的问题，还可能由原来的疾病造成严重的后果。所以，只有排除了继发性肥胖之后，我们才能做出单纯性肥胖的诊断。

关于"肥胖"那些事儿

5 月 11 日，是世界卫生组织认定的"世界防治肥胖日"。《中国居民膳食指南（2022）》发布称，我国成年居民超重和肥胖的比例已超 50%，因肥胖引起的各类病症也在逐年增加。其实肥胖早已是世界性的难题！面对如此严重的肥胖问题，人们也没有"坐以待毙"或"摆烂"，健身运动、瘦身操、控制碳水食物摄入等方案纷纷上马。

总的来说，肥胖本身并不致命，但由肥胖所带来的、容易并发的糖尿病、冠心病、高血压等却真正会减少寿命。因此，我们既反对盲目减肥，也不提倡"养膘蓄脂"，而应当尽力使肥瘦适中。有很多人天天在念叨自己胖，其实在医学上，肥胖并不是一种主观的感觉，而有科学的判断标准。

肥胖的重要评价指标有体质指数、腰围、腰臀比、机体体脂。

体质指数：又称身体质量指数（BMI 指数），是国际上常用的衡量人体胖瘦程度以及是否健康的一个标准。

计算公式：BMI＝体重(kg)÷身高(m)^2。

衡量人体胖瘦程度的 BMI 指数

BMI 分类	WHO 标准	中国参考标准	疾病发生危险性
体重过低	BMI<18.5	BMI<18.5	低（但其他疾病危险性增加）
正常范围	18.5≤BMI<25	18.5≤BMI<24	平均水平

BMI 分类	WHO 标准	中国参考标准	疾病发生危险性
超重	BMI≥25	BMI≥24	增加
肥胖前期	25≤BMI<30	24≤BMI<28	增加
Ⅰ度肥胖	30≤BMI<35	28≤BMI<30	中度增加
Ⅱ度肥胖	35≤BMI<40	30≤BMI<40	严重增加
Ⅲ度肥胖	BMI≥40	BMI≥40	非常严重增加

腰围：受试者应站立位，双足分开 25～30 cm，使体重均匀分配，测量髂前上棘和十二肋下缘连线的中点水平。男性正常腰围通常<85 cm，女性腰围通常<80 cm。

腰臀比：臀围测量按环绕臀部的骨盆最突出点的周径计，计算腰围和臀围的比值，男性通常低于 0.9，女性低于 0.85。

机体体脂：如想要确认机体体脂情况，还可选择影像学检查中 CT、MRI 等方式，评估体内脂肪分布。

如果体重处于超重状态，一般需要减 5～10 公斤的体重，使体重回归正常范围。对于这类人，除了要积极建立并坚持健康的生活习惯外，在运动方面，要求进一步增加运动量和运动强度，在饮食方面，也要更加严格要求自己，少吃、精吃、不乱吃。如果体重达到肥胖状态，即 BMI 超过 28，那就属于"疾病"范畴，这种情况通常会合并肥胖相关疾病，比较常见的除了"四高"之外，还有脂肪性肝炎造成的代谢紊乱、睡眠呼吸暂停导致的睡眠质量差，会进一步使人"变懒"，这时候需要积极接受医学检查和治疗。

肥胖可以引发多种疾病，如高血压、冠心病、心绞痛、脑

血管疾病、糖尿病、高脂血症、高尿酸血症、女性月经不调等，还会增加人们罹患恶性肿瘤的概率。

神经内科
脑血管疾病
中风

心内科
高血压
高脂血症
冠心病、心梗

内分泌科
2型糖尿病
代谢综合征

呼吸科
哮喘
睡眠呼吸暂停综合征

心理科
抑郁症

普外科、肿瘤科
腹壁疝
肝癌、胆囊癌、胆囊炎
胆结石、结肠癌、直肠癌

骨科
痛风、骨关节病变
腰椎间盘病变

妇产科
月经紊乱、不育
多囊卵巢综合征
乳腺癌、子宫内膜癌

泌尿科
前列腺增生
张力性尿失禁

消化科
胃食管反流、食管炎
脂肪肝、胰腺炎

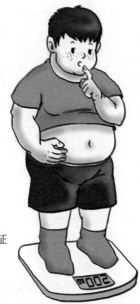

肥胖症的危害

万病之首，更应联合检测

随着人们生活水平的不断升高，身边有着肥胖困扰的人也似乎越来越多。别以为肥胖只是会影响我们的身材，无关紧要，它也是世界卫生组织确定的十大慢性疾病之一，是人们走向健康长寿道路上的劲敌。据不完全统计，全世界的肥胖症以每五年翻一番的惊人速度增长，粗略计算发病人数已近5亿，每年肥胖促成的直接或间接死亡人数已达 30 万，肥胖有可能成为 21 世纪的头号杀手。因此为了防治肥胖引起的各类疾病，除了监测 BMI 指数等，还应做实验室检查，肥胖本身的实验室检查无特别项目，主要是检查有无肥胖引起的不良后果：

血脂检查，胆固醇、甘油三酯、高密度与低密度脂蛋白测定；

血糖检查，包括葡萄糖耐量实验、血胰岛素测定；

肝功能及转氨酶检查；

水代谢检查、抗利尿激素测定；

性激素检查，测定雌二醇、睾酮、促卵泡生成激素（FSH）、促黄体生成素（LH）等；

血皮质醇检查，肥胖症引起的一系列内分泌功能障碍，也可能引起肾上腺皮质功能、甲状腺功能不正常。

击溃重负，享"瘦"美丽人生

任何疾病的预防都远远重于治疗。世界卫生组织在《迎接 21 世纪的挑战》报告中明确指出："21 世纪的医学不应当继续以疾病为主要研究领域，应当以人类和人群的健康为主要研究方向"。即医学要从疾病医学转向健康医学，从依赖治疗型向自助康复型转变。

单纯性肥胖症治疗的两个主要环节是减少热量摄取和增加热量消耗。强调以行为、饮食、运动为主的综合治疗，必要时辅以药物或手术治疗。继发性肥胖症应针对病因进行治疗，各种并发症及伴随病应给予相应的治疗处理。

行为治疗：通过宣传教育使患者及其家属对肥胖症及其危害性有正确的认识，从而配合治疗并采取健康的生活方式，改变饮食和运动习惯。自觉地长期坚持是肥胖症治疗首位及最重要的措施。

控制饮食及增加体力活动：科学安排每日饮食，要有足够的营养，保证蛋白质的摄入。平时应多吃些新鲜蔬果、粗粮、豆制品等；避免大吃大喝及过量摄入糕点、冷饮、巧克力等。每天应适当进行体力活动和避免久坐，比如早晚跑跑步或去打球等，在家也可以多做家务，如拖地、洗衣服等，避免长时间看电视增加肥胖的风险。保持良好的生活习惯，要有充足的睡眠时间和好的睡眠质量。保持心情舒畅，良好的情绪能使体内各系统的生理功能保持正常运行，对预防肥胖能起一定作用。

药物治疗：对严重肥胖患者可应用药物减轻体重，然后继续维持，但临床上如何更好地应用这类药物仍有待探讨。用药可能产生药物副作用及耐药性，因而选择药物治疗的适应证必须十分慎重，根据患者的个体情况衡量可能得到的益处和潜在的风险做出决定。

困扰中老年人群的主要疾病——骨质疏松症

骨质疏松症（OP）早在《黄帝内经》中即有相关记载，如《素问·痿论》曰："肾者水脏也，今水不胜火，则骨枯而髓虚，故足不任身，发为骨痿。"据国际骨质疏松基金会调查显示，全世界 50 岁以上人群中，女性骨质疏松症患病率约为 1/3，男性约为 1/5，而且这种趋势愈发开始年轻化。随着我国老龄化社会的到来，骨质疏松已成为困扰中老年人群的主要疾病，其发病率已经紧随糖尿病、老年痴呆，跃居老年疾病的第三位。骨质疏松症最大的危害是骨松性骨折，据统计，全世界每 3 秒钟就会发生一起骨松骨折，每 5 秒就有 1 例椎体骨折的发生，髋部骨折者一年内死亡率高达 20%。有研究表明，20% 的老年人在骨折后的一年内死亡，50% 的人从此失去了独立生活的能力。对自身、家庭以及社会来说都是一种沉重的负担！那么，为什么会发生骨质疏松呢？我们该如何预防或延缓它的发生发展呢？

静悄悄的流行病

　　骨质疏松症也被称为"无声杀手"，它是静悄悄的流行病，人们无法感觉到骨质的慢慢流失，开始时并无症状，但随着骨量流失的加剧，可能感觉腰酸背痛，劳累时加重，或者人变"矮"，甚至发生骨折。骨质疏松症是一种代谢综合征，是由于破骨细胞和成骨细胞的平衡受到破坏，破骨细胞比较活跃一些，它对骨骼的破坏作用超过了骨骼的形成，所以就会出现骨密度的下降。骨质疏松就是以骨量减少、骨组织微结构破坏，骨骼脆性增加和易发生骨折为特点的全身性疾病。表现为骨量减少，骨小梁破坏，易于骨折，人体随着年龄的增长，骨代谢平衡发生变化，骨形成减慢，骨量丢失加快，平衡向着骨破坏的方向发展，当骨量减少到一定程度时就变成了骨质疏松。骨质疏松导致的骨折不仅是痛苦的，更是导致残疾、失去独立生活能力的原因。

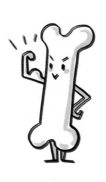 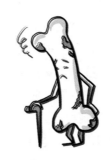

骨质流失

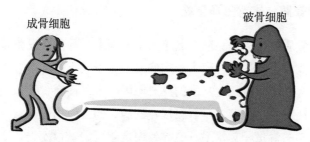

成骨细胞　　　　　　　　破骨细胞

破骨细胞活性大大高于成骨细胞，导致骨形成及骨吸收失衡，使骨质量降低，骨量减少，发生骨质疏松

骨质疏松的成因

　　骨质疏松症分为原发性和继发性两大类。原发性骨质疏松症又分为绝经后骨质疏松症（Ⅰ型）、老年性骨质疏松症（Ⅱ型）和特发性骨质疏松症（主要发生于青少年）三种。绝经后骨质疏松症一般发生在妇女绝经后 5～10 年内；老年性骨质疏松症一般指老人 70 岁后发生的骨质疏松；而特发性骨质疏松主要发生在青少年，病因尚不明。继发性骨质疏松的原发病较为明确，常由内分泌代谢性疾病（如性腺功能减退症、甲亢、甲旁亢、库欣综合征、1 型糖尿病或全身性疾病）引起。

　　骨质疏松的严重后果为发生骨质疏松性骨折（脆性骨折），即在受到轻微创伤时或日常活动中就会发生的骨折。骨质疏松性骨折常见部位是脊柱、髋部、前臂远端。值得强调的是，骨质疏松性骨折是可防治的，尽早预防可避免骨质疏松及其骨折。即使发生过骨折，只要采用适当合理的治疗方案仍可有效降低再次骨折的风险。因此，普及骨质疏松知识，做到早期诊断、及时预测骨折风险并采取规范的防治措施是十分重要的。

强健骨骼，贵穿生命全程

骨质疏松症是目前中老年人中发病率、并发症发生率、死亡率及治疗费用消耗较大的疾病之一。不健康的生活方式和年龄增大是骨质疏松症高发的主要原因。不平衡膳食、长期静坐的生活方式、日照过少、吸烟、饮酒、药物使用等因素不仅影响基础的骨量积累水平，也导致中老年后的骨量流失，增加骨质疏松症的发生风险。疼痛、脊柱变形和发生脆性骨折是骨质疏松症最典型的临床表现：

疼痛：患者可有腰背疼痛或周身骨骼疼痛，负荷增加时疼痛加重或活动受限，严重时翻身、起坐及行走有困难。

脊柱变形：骨质疏松严重者可有身高缩短和驼背，脊柱畸形和伸展受限。胸椎压缩性骨折会导致胸廓畸形，影响心肺功能。腰椎骨折可能会改变腹部解剖结构，引起便秘、腹痛、腹胀、食欲减低和过早饱胀感等。

脆性骨折：是指低能量或非暴力骨折，如日常活动中发生的骨折为脆性骨折。常见部位为胸、腰椎，髋部、桡尺骨远端和肱骨近端，其他部位也可发生骨折。发生过一次脆性骨折后，再次发生骨折的风险明显增加。

骨健康，重检查

从中年迈向老年的过程中，钙量代谢也处于负平衡，肾气减弱，工作强度降低，加之运动量的减少，肌肉变得松弛，患上骨质疏松的概率大大增加，所以要确保早发现、早诊断、早治疗，以获得更好的健康收益。骨质疏松要做哪些检查呢？临床上骨质疏松常用的检查方法包括实验室检查以及双能量 X

线骨密度测量法（DXA）。

实验室检查：

骨质疏松三项检查包括血钙、血磷和碱性磷酸酶。一般原发性的骨质疏松三项水平均是正常的。

甲状旁腺激素的检查主要是判断是不是因为甲状旁腺功能减退，导致继发性的骨质疏松。原发性骨质疏松症患者血甲状旁腺激素水平可正常或升高。

晨尿钙与肌酐的比值检查，尿钙排量过多则比值增高，提示有骨吸收率增加可能。

因进一步鉴别诊断的需要，还可选择性地进行以下项目检查，如血沉、性腺激素、25 羟维生素 D、1,25 二羟维生素 D、甲状旁腺激素、尿钙和磷、甲状腺功能、皮质醇、血气分析、血尿轻链、肿瘤标记物等。

双能量 X 线骨密度测量法（DXA）：该检测是目前临床唯一的骨密度标准检查方式，可准确且多维度地反映人体骨质密度情况，可以预测有无因为骨质疏松导致病理性骨折的可能，也可以精确判断出患者是否需要治疗。

给骨量充值，防治骨量减少

事实上，骨质疏松的预防应从儿童时期开始。骨量减少是骨质疏松的早期表现，进一步的发展就会导致骨质疏松症，甚至会导致骨质疏松性骨折，患者就会出现疼痛症状。骨量好比是银行的存款，年轻时存得越多，年老时可用的余额就越多。一个人的峰值骨量越高，骨量减少速度越慢，得骨质疏松症的可能性就越小。每个人都有自己的"峰值骨量"，一般在 25～35 岁达到顶峰，男性高于女性，随后进入一个平稳期。以后

随着年龄的增长，逐渐进入骨量减少阶段，女性绝经后 5～10
年有一个快速的骨量减少的过程。因此，年老时是否得骨质疏
松症与年轻时累积的"峰值骨量"及骨量减少速度是密切相关
的。想要预防骨质疏松症，不妨从年轻时就给骨量"充值"：

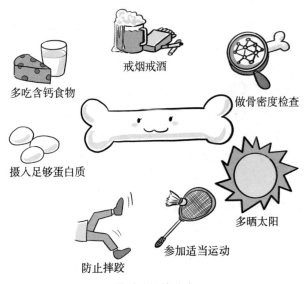

骨质疏松的防治

　　营养、运动、晒太阳，有利于促进或保持骨量：在日常生
活中多进食含钙丰富的食物、摄入足量的优质蛋白，必要时服
用钙剂。在补充钙的同时，充足的维生素 D 也是必不可少的。
晒太阳可以促进体内维生素 D 的合成，从而促进肠道的钙
吸收。

　　科学运动防损伤：爱护全身骨骼和关节，保持持续行动
力。管理和控制好体重，长期超重和肥胖会加剧骨骼和关节承

重负荷。根据自身特点和自己的健康状况选择适宜的运动形式、运动强度、运动时长、运动频率，量力而为，循序渐进，养成习惯。参加体育锻炼时先做好准备活动，舒展关节，避免和减少运动损伤。

儿童、青少年端正身姿和体态，少久坐多锻炼：儿童和青少年身体处于生长期，正确的站、坐、卧姿是脊柱健康的基础，保持正确读写姿势，课间休息要离开座位适量活动。减少久坐和视屏（观看电视，使用电脑、手机等）时间。保证充足的体育活动，培养终身运动的习惯。

40 岁以上人群应检测和了解自身骨密度，预防骨质疏松症：骨质疏松症的发生与基础骨量积累和增龄后骨量流失情况密切相关。人体骨骼中的矿物含量在 30 岁左右达到最高的峰值骨量，骨量积累水平越高，中老年后发生骨质疏松症的时间就越晚，症状与程度也越轻。建议 40 岁以上人群每年进行骨密度检测，了解自身的骨密度，关注骨骼健康状况。

老年人应重视力量和平衡能力练习，预防跌倒防骨折：运动锻炼能够保持老年人的肌肉力量和平衡能力，健步走、太极拳、八段锦等形式的运动可以降低因衰老导致的关节僵硬，保持或改善平衡能力和耐力，减少老年人跌倒的概率，降低跌倒导致骨折的风险。

第 5 章

自身免疫性疾病检测

　　免疫系统就像人类体内的"警察部门"，负责清除体内垃圾如凋亡细胞、叛徒如肿瘤细胞、外敌如病毒和病菌。作为"部门员工"，健康活力的免疫细胞才是我们极为珍贵的生命宝藏。免疫系统是身体的卫士，由免疫细胞、免疫器官、免疫分子组成，负责与外来病原体和体内变异细胞作斗争，维持人体内环境的健康。按理说，免疫细胞应该能够识别"自己人"，对自身的组织细胞不产生免疫反应，可有的时候也会出现错误。犯错时，虽然看起来"什么原因也没有"（事实上，可能是目前还没有搞清楚），免疫细胞会"平白无故"地产生对自己机体主人细胞的抗体，引起自身免疫反应，医生称这类疾病为"自身免疫性疾病"。自身免疫性疾病是一种很麻烦的病，你想呀，谁也没招惹你，你自己和自己过不去，那有什么招呀！所以，许多医生一提到这种病就头疼。常见的自身免疫系统疾病有风湿关节炎、骨关节炎、银屑病、系统性红斑狼疮等。接下来我们就根据临床病例——展开详细介绍。

闻之色变关节痛——类风湿关节炎

　　邻居刘奶奶近五年来反复出现四肢多关节疼痛,以双膝、双肘及左踝关节明显,活动时症状加剧,偶有发热,体温在37.2～37.8℃不等,早晨起来手指僵硬,持续1～2小时后自行缓解,无头痛,无恶心及呕吐,无胸痛。在家人的建议下去医院就诊。医生根据刘奶奶的描述及关节表型开具了血液化验,测定类风湿因子和抗环瓜氨酸抗体(CCP抗体)水平,后根据检验结果,刘奶奶有可能患了类风湿关节炎。综上所述,颈、肩、腰、腿痛疾病的鉴别诊断极为重要,实验室必要化验检查不容忽视,不然,轻则影响治疗效果,重则危及生命!那么让人闻之色变的类风湿关节炎具体是什么疾病呢,我们又该如何预防呢,下面就带领大家一起认识造成关节疼痛的罪魁祸首之一——类风湿关节炎。

认识最常见的风湿免疫病

　　类风湿关节炎(RA)是最常见的风湿免疫病之一。其特征是以腕关节、掌指关节、近端指间关节及足等小关节的关节炎,临床检验发现大多类风湿关节炎患者血清类风湿因子、抗环瓜氨酸肽抗体(抗CCP抗体)检查均为阳性。类风湿关节炎可导致关节畸形及功能丧失。

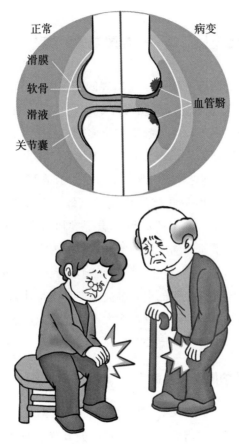

正常　　　　　　　　病变

滑膜

软骨

滑液　　　　　　　　血管翳

关节囊

类风湿关节炎关节畸形病变

风湿伤寒谁识得

　　类风湿关节炎的发病可能与遗传、感染、性激素等有关。类风湿关节炎可发生于任何年龄，以中年女性发病为多，高发年龄为 40～60 岁，女性发病率为男性的 2～3 倍。

类风湿性关节炎常见的四大症状如下：

症状1：关节僵硬

关节运动障碍，活动受限，其中晨僵是类风湿性关节炎的标志性症状之一。

症状2：肿胀

关节腔积液导致关节肿胀。

症状3：疼痛

关节腔内的炎症导致其敏感而脆弱。持续的关节炎症导致关节破坏，引起疼痛。

症状4：发红发热

关节处的皮肤会比周围皮肤更红更热。

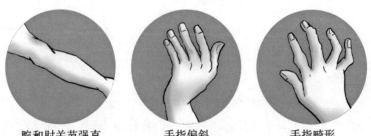

腕和肘关节强直　　　　　手指偏斜　　　　　手指畸形

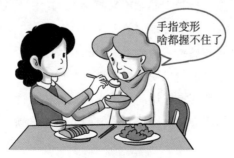

类风湿性关节炎常见的症状

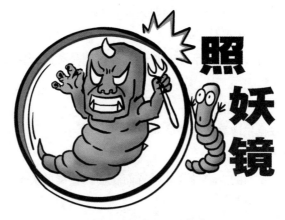

实验室诊断类风湿关节炎

争分夺秒，火眼金睛判风湿

判定是否患上类风湿关节炎主要依据临床实验室检查项目，类风湿关节炎常见的实验室检测主要是类风湿特征性抗体阳性和炎症指标。

类风湿特征性抗体阳性：抗环瓜氨酸肽抗体（抗 CCP 抗体）、类风湿因子（RF）、抗角蛋白抗体（AKA），抗突变型瓜氨酸波形蛋白抗体（抗 MCV 抗体）。其中类风湿特征性抗体阳性患者占了类风湿中的绝大多数。

炎症指标增高：包括血沉（ESR）、C 反应蛋白（CRP）。

注意：绝大部分早期类风湿患者上述两项均有增高，极少部分患者仅有炎症指标增高，而无类风湿特征性抗体阳性（此类患者必须临床症状高度符合类风湿，才能诊断）。

情绪调节可以有效预防风湿

心情是免疫系统疾病患者生活中最需要注意的问题。为什么说最重要的是心情，因为人的免疫系统是受到大脑分泌的激素控制的，心情好的时候，像多巴胺之类的激素，会促进免疫细胞活化，人的免疫力就强。而人愤怒的时候，分泌的一些激素，如皮质醇就会阻碍免疫细胞的激活。

所以开开心心、不轻易生气是免疫系统疾病患者最需要注意的事情。类风湿关节炎患者日常生活中需要注意情绪调节，树立战胜疾病的信心，每天保持良好的心情，避免情绪波动。适当运动，逐渐加强关节功能锻炼；稳定期或缓解期患者应进行适当的锻炼，如低强度的有氧运动、关节操、练太极等。定期医院复查。

最后再次提醒大家，在生活中我们一定不能轻视这个疾病，但也不能过度焦虑畏惧。平时大家需要注意合理饮食，加强锻炼，有效地进行防御，同时加强保健措施！

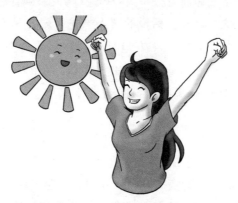

情绪调节可以有效预防类风湿关节炎

不能行走的疾病——骨关节炎

已过花甲之年的宋爷爷，两年前膝盖出现了肿胀和疼痛，一开始宋爷爷没在意，但膝盖肿胀越来越厉害，生活受到很大影响。比如做下蹲动作时，就特别难受，每次都要扶着墙壁才能勉强蹲下、站起来，严重时连抬腿都困难。后来去医院检查结果显示 C 反应蛋白和血沉轻度升高，CT 及 MRI 检查发现关节软骨及软骨下骨质的异常改变，并存在关节积液，后被诊断为骨关节炎。那么骨关节炎的来龙去脉又如何呢？

骨关节炎的前世今生

关节炎是最常见的慢性疾病之一，共有百余种类型，按发病机理划分最常见的是退行性骨关节炎和类风湿关节炎两种。我们上一节已经介绍过类风湿关节炎了，此处重点介绍一下骨关节炎。每年的 10 月 12 日是世界骨关节炎日。50 岁以上的人里，有一半会患有骨关节炎，65 岁以上人群有这个问题的人更达到九成之高！俗话说的"人老先老腿"是有一定道理的，而骨关节炎是中老年人最具代表性的退行性疾病之一，并且以关节疼痛及活动受限为主要症状。在门诊最常见的就是患者因关节疼痛来就诊，而在老年人中骨关节炎又最为常见。

过去，人们常常将骨关节炎视为老年病，但事实上，所有年龄段的人，甚至包括儿童都有可能罹患此病。如今，骨关节疾病已经与心脑血管疾病、癌症并列为危害健康的三大杀手。据有关资料显示，骨关节炎在我国的总发病率约为 13%，我

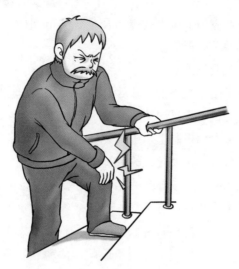

骨关节炎常见症状：关节疼痛

国的骨节炎患者有 1 亿人以上，且人数还在不断增加。因此，早发现、早诊断、早治疗就显得至关重要。

人到中年腿先知，突然之间走路难

现在很多人，特别是中老年人出现关节部位的疼痛肿胀，到医院就诊后医生诊断为骨关节炎，但是对于骨关节炎，多数的患者其实并不了解，那么患者有哪些常见问题？我们又该如何防治骨关节炎呢？

骨关节炎是如何产生的？

骨关节炎作为一种退行性病变，是由于增龄、肥胖、劳损、创伤、关节先天性异常、关节畸形等诸多因素引起的关节软骨退化损伤、关节边缘和软骨下骨反应性增生，又称作骨关节病、退行性关节炎、老年性关节炎、肥大性关节炎等。其临床表现为缓慢发展的关节疼痛、压痛、关节僵硬、关节肿胀、活动受限和关节畸形等。

骨关节炎是风湿病吗？

骨关节炎由于表现为关节部位的肿痛、变形，很多患者会误认为是风湿或者类风湿关节炎的一种，其实这两个疾病分属不同种类，从发病机制上来说骨关节炎是由退化等多种因素引起的关节软骨纤维化而导致的关节疾病，而风湿、类风湿一般是自身免疫系统的因素导致的。

骨关节炎临床症状有哪些？

常见症状：常见症状有关节疼痛、肌肉萎缩、关节畸形。主要症状为关节疼痛，常发生于晨间，活动后疼痛反而减轻，但如活动过多，疼痛又可加重。除此之外的症状还有关节僵硬，常出现在早晨起床时，或白天关节长时间保持一定体位后，要经过一定时间活动才感到关节自如，气候变化常促使症状发生。

关节肿胀：如果有关节突然"胖"了起来，便可能是骨关节炎导致的。

活动受限：如平时穿袜子剪脚指甲都能顺利完成，但是现在却弯曲不了下肢了，够不着脚了，这就要小心了。

行走起始疼痛：膝骨关节炎最大的特点之一就是开始行走时较为疼痛或费劲，走几步之后可缓解。但是，走得较远后又会出现关节疼、胀，难以继续。

揪出那根"骨刺"，拒绝"罗圈腿"

骨关节炎患者要重视检查，及早发现病症。而且骨关节炎容易并发其他类型关节病症，因此实验室检查不可忽视。

实验室检查： 骨关节炎患者的血常规、免疫复合物及血清补体等指标一般在正常范围内。伴有滑膜炎的患者可出现 C 反应蛋白和血沉轻度升高，出现滑膜炎者可有关节积液，一般关节液透明、淡黄色、黏稠度正常或略降低，但黏蛋白凝固良好。

X 线平片： 早期并无明显异常，约数年后方逐渐出现关节间隙狭窄，这表明关节软骨已开始变薄。患病早期，关节间隙在不负重时正常，承重后出现狭窄；病变后期，关节间隙显著狭窄，软骨下可有显微骨折征，而后出现骨质硬化，最后关节边缘变尖，有骨赘形成负重处软骨下可有骨性囊腔形成典型的骨关节病征象。

CT 及 MRI： 经检查可在早期发现关节软骨及软骨下骨质的异常改变。

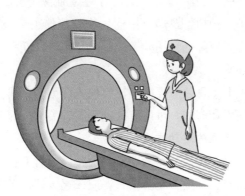

骨性关节炎患者常见 CT 检查

骨关节炎自我监测

坐在椅子上，分别把两条腿抬起绷紧。观察膝盖后方腿内侧的肌肉（股内侧肌），注意观察是否发生了凹陷，注意观察髌骨是否有偏移情况。人老先老腿，而腿上最先衰老的肌肉就是膝盖后方内侧的肌肉。如果膝盖伸直后股内侧肌出现了萎缩、凹陷，那么骨关节炎可能已经盯上你了。

人体直立并站稳，两腿自然分开至与肩同宽，慢慢地自然下蹲再起立。注意观察是否有蹲起困难，是否存在蹲到一半蹲不下去，蹲起过程中是否出现疼痛或活动受限。如果出现了蹲起困难或疼痛等不适，建议寻求进一步的诊治以判断有无患骨关节炎的可能。

科学防治保护关节软骨

避免长时间站立及行走，中间应该有间隙时间坐着休息。大便时尽量坐马桶、少下蹲。不要服铁或含铁的复合维生素，因为铁与疼痛、肿胀和关节损伤有关。茄属蔬菜，如西红柿、土豆、茄子、辣椒等及烟草中的生物碱能使关节炎症状加重，骨关节炎患者应降低食用频率。

减轻体重

肥胖人群患骨关节炎明显比其他人群更多。减轻体重以减轻关节的压力和磨损，可以有效地预防骨关节炎的发生。

改变不合理的运动方式

太极拳等半蹲或下蹲运动及爬山爬楼等对下肢关节压力很大，应尽量避免。随着年龄增长，应该逐步调整运动方式，以游泳、骑车和散步为主，减少采用大运动量的运动方式。

避免关节受伤

注意运动场地及运动器械的安全，避免受伤，老年人行走时要避免跌倒。运动之前先热身，运动量由小逐渐加大，切忌

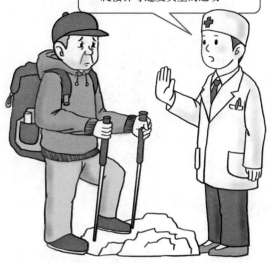

骨关节炎患者避免爬山

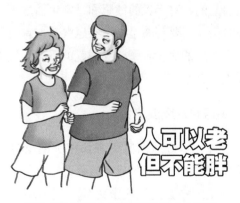

锻炼减轻体重以减轻关节的压力和磨损

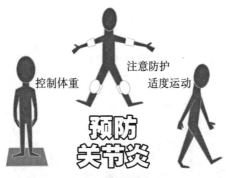

控制体重　　注意防护　适度运动

预防
关节炎

锻炼身体预防关节炎

开始就参加大负荷的运动，并在大量运动后及时放松。

谈风湿热莫色变——风湿热

相信说到风湿热，大家都不会太陌生。风湿热是我们日常生活中非常常见的非化脓性疾病，主要是由患者感染 A 组溶血性链球菌引起的，对患者的健康和日常生活危害很大。风湿热一定要及时治疗，要判断是否患有风湿热，首先要了解什么是风湿热、风湿热的症状有哪些等问题的答案。接下来，给大家做一个详细的介绍。

发热疼痛，如何判定风湿热？

风湿热是一种与链球菌感染密切相关的全身性疾病。20年前是严重危害我国青少年健康的疾病之一。风湿热主要表现为发热、心脏受累、游走性关节疼痛、皮下结节、环形红斑等，严重者会出现中枢神经系统受累而导致手舞足蹈。该病往往会有后遗症，造成不可逆的心脏受累，所以危害是非常大

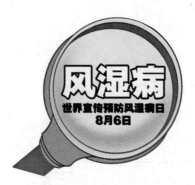

世界宣传预防风湿病日

的。有上述临床表现，结合咽拭子培养结果阳性，即可诊断为风湿热。因为风湿热往往表现出抗链球菌溶血素抗体的升高，所以人们对此印象极为深刻。

风湿热诊断标准

主要表现	次要表现	链球菌感染证据
心肌炎	发热	咽拭子培养阳性
游走性多发性关节炎	关节痛	快速链球菌抗原测试阳性
舞蹈病	风湿热既往史	抗链球菌抗体滴度升高
环形红斑	血沉增快/CRP阳性	近期猩红热病史
皮下结节	P-R间期延长	

风湿热诊断标准

远离风湿，合理做检查

　　风湿热临床表现以心肌炎和关节炎为主，可伴有发热、毒血症、皮疹、皮下结节、舞蹈病等。那么，诊断风湿热要做什么检查呢？下面为大家详细介绍。

　　实验室一般检查：实验室检查活动期患者血常规结果中有

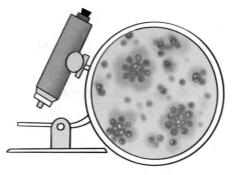

风湿热实验室检查

白细胞和中性粒细胞升高，并有核左移现象，也可见轻度贫血。血沉增快，C反应蛋白的升高较血沉增快出现早。血清蛋白电泳可见白蛋白降低、球蛋白增加，黏蛋白也增加。免疫球蛋白、补体在急性期升高，故对风湿活动性有诊断上的意义。

抗链球菌的检测：链球菌感染最直接的证据是在咽部培养出溶血性链球菌，其阳性率仅有20%～25%。抗链球菌抗体滴度升高也是新近链球菌感染的可靠指标。

风无影痛无形，抗链球菌来帮你

风湿病是一种常见的疾病，会危害到大家的身体健康和生活质量，因此及时治疗至关重要，那么我们主要采取什么治疗手段呢？

一般处理

风湿热引起的心律失常患者应卧床休息。如果心脏受累，应避免体力活动或精神刺激，并在体温、血沉恢复正常、心动过速控制或明显心电图改善后继续卧床3～4周，然后逐渐恢复活动。此外，也应适当限制充血性心力衰竭患者对盐和水的摄入。

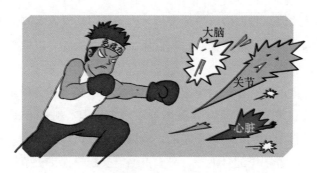

大脑

关节

心脏

增强免疫力预防风湿病

抗生素的应用

使用抗生素是为了消除残留链球菌的病变。建议使用青霉素肌肉注射或口服青霉素。红霉素可用于少数青霉素耐药菌株感染或青霉素过敏；对于有红霉素耐药性的患者，可使用氨酰青霉素、克拉维酸盐、新环内酯和头孢霉素。

抗风湿药

非类固醇抗炎药是此类疾病的首选，特别是阿司匹林。只有当患者存在严重的心脏炎症伴充血性心力衰竭时，才建议使用糖皮质激素。泼尼松是临床上常见的药物，在病情得到控制后会逐渐减量。对于心包炎、心肌炎和急性心力衰竭患者，可通过静脉滴注地塞米松或氢化可的松，或服用泼尼松，直到病情好转。激素也可用于治疗对阿司匹林无反应的严重关节炎。

养成良好的生活习惯远离风湿热

一旦确诊风湿病，不要太担心。早期风湿病可以治愈，预后也很好。对于风湿病患者，我们应该正确认识风湿病对人的严重危害。因此，建议及时观察身体的变化。如果家里有患风湿热的长辈，我们应该更加警惕，因为风湿病具有很高的遗传性。如果发现风湿热症状，我们应该尽快去医院，以取得良好的疗效。

综上所述，我们对风湿热有了一定的了解，它会侵犯患者的心脏和关节，风湿关节损伤可以治愈，但心脏损伤是最严重、最常见，也是不可逆转的，所以想治疗风湿关节炎，一方面需要患者积极配合治疗，另一方面需要积极保护关节以帮助康复。风湿热是一个漫长的过程，患者必须积极配合，遵医嘱，管理自己。风湿热对人的危害不容忽视，严重影响青少年的生命健康。

 ## 上帝的纹身，皮肤顽疾之首——银屑病

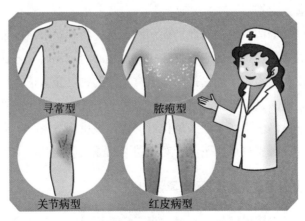

银屑病常见病型

在我国，银屑病是相对来说比较常见的一种疾病，而在银

屑病患者中，大约有 10% 的患者会合并关节的肿胀、疼痛和畸形，严重影响了患者的生活质量。

银屑病不只是"一张皮"的问题

银屑病到底是什么？

银屑病的皮肤表现以红斑、鳞屑为主，于头皮，四肢伸侧处较为常见。因为银屑病表现在皮肤的症状较为直观，所以很多人认为它是一种单纯的难治的皮肤疾病。实际上，皮肤只是受累器官之一，银屑病本质上是一种自身免疫性疾病，发病过程被认为是由免疫系统异常导致的多系统损害。银屑病患者并非免疫力低下，相反患者体内的免疫系统出现紊乱，甚至比一般人更加活跃。当我们选择放任不管时，疾病会不断进展，除可见的皮肤症状外，还会逐渐累及到其他部位，给患者带来严重的不可逆的损害。那么当一系列炎症因子表达在关节的相关部位时，就出现了银屑病关节炎。

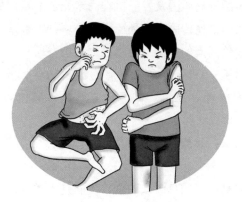

银屑病常见表现

揭开白色皮屑下的"真面目"

　　其实不管是先发生的银屑病皮肤病变后出现的关节炎，还是先出现的关节炎后出现银屑病皮肤病变，他们的病因都是一样的。虽然目前众说纷纭，但是可以肯定的一点就是与自身免疫系统紊乱有很大的关系。一说到免疫力，可能大家首先想到的是免疫力低下，实际不一定，也有可能是免疫系统过于活跃，两种情况都是有可能的。普遍认为银屑病是在遗传的背景下，多基因诱发身体内某些因子循环刺激 T 细胞，导致它分化为不同的细胞亚型，然后作用于角质形成细胞，内皮细胞或炎性细胞，进而产生了皮肤病变。

　　总之，银屑病是由 T 细胞变异引起的，T 细胞变异是由遗传因子引起的，是自身免疫系统出现了紊乱，导致自身无法清理这些异常细胞，最终产生了病变。

　　银屑病的病因及发病机制有哪些？

　　银屑病的发病原因及发病机理尚未完全清楚，目前国际国内比较公认的是遗传因素和环境因素等多种因素共同作用的结果，即在遗传因素的基础上受多种因素诱发所致。

　　遗传因素：1984 年全国银屑病流行病学调查报告显示，有家族遗传史者占 32%，其遗传方式为常染色体显性遗传，外显率达 20%。

　　感染因素：是银屑病的重要诱发原因之一，特别是儿童患者。

　　精神因素：人们早就认识到，皮肤是人类内部心理活动的表达器官之一，精神过度紧张是银屑病发病和病情恶化的一个不可忽视的诱因。因此，在银屑病的治疗中，心理治疗非常重

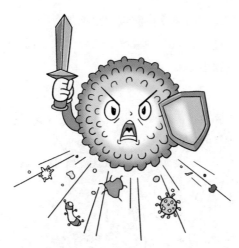

机体强大的 T 细胞

要，做好心理治疗可起到事半功倍的效果。

　　免疫功能紊乱：免疫学研究证实，银屑病患者免疫功能紊乱，患者血液中 T 抑制细胞明显下降，T 辅助细胞升高，体液免疫增强而细胞免疫功能偏低。

　　外伤：银屑病皮损发生于外伤之后的现象很常见，如碰伤、注射针刺、虫咬、烧伤、烫伤及搔抓都可能导致皮损。

　　代谢障碍：银屑病的重要病理生理学变化是表皮细胞增殖加速，使表皮细胞更替时间缩短，正常表皮细胞更替时间为 26～28 天，而银屑病皮损的细胞更替时间则为 3～4 天，因而表皮细胞的成熟受到干扰，导致表皮组织学、系列化和角化的紊乱，产生银白色鳞屑等一系列病理现象。

　　内分泌机能障碍：临床资料表明，女性患者的发病与月经期及妊娠期有关，多数患者会在月经期及妊娠期好转，怀孕后的 3～6 个月以内病情转好，而分娩后大部分患者病情加重，这可能与妊娠期类固醇皮质激素分泌增加有关。

其他：如过敏、寒冷、潮湿、气候干燥、高温等也是银屑病常见的诱发原因。

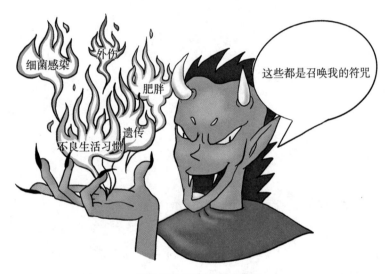

银屑病的病因及发病机制

走出"银影"，让它无处遁形

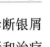

大多数情况下，医生通过问诊和体格检查，就能诊断银屑病，并不一定需要特殊检查。但也有不少情况下，诊断和治疗决策需要做一些检查，了解银屑病发病前后的血液检查指标，能为治疗银屑病、改善患者预后提供有效指导。

血常规检查：人体内的多项功能水平都可以通过人体血液中的各项指标直接体现银屑病患者的免疫水平以及病变程度。据俄罗斯科学家最近对银屑病病因的研究发现，银屑病的患病与血液中一些细胞的变化存在直接关系。

皮肤活体细胞检查：对银屑病患者进行表皮皮肤活体细胞检查可以确定银屑病患者的皮损类型和选择有效的外用药物进行治疗。

从"心"治疗，爱无"银"

精神因素在银屑病的发病、复发和进展中起重要作用，银屑病是皮肤科常见的心身疾病。患者一定要放下包袱，解除思想顾虑，摆正心态，树立战胜疾病的乐观主义精神，培养治疗疾病和战胜疾病的信心、耐心和恒心，学会与周围的亲友、同事相处，要正视并接受疾病，认识到该病是易于复发的良性疾病，无传染性，一般不损害整体健康，接受该病慢性过程和复发的现实，以正确的心态对待疾病，培养积极的情绪状态，乐观、自信、自尊，增强科学性和自觉性，以达到最佳治疗效果，或使疾病维持在较轻的状态。

因此，银屑病应该从"心"治疗。从"心"治疗，不单单指患者，也包括全社会尤其是患者的家人、亲属和同事，应正确认识银屑病，避免歧视，在生活、学习、工作中应多一些理

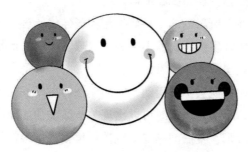

面对银屑病保持好心情

解和关怀，给患者一个宽松、和谐的社会环境，通过患者的自我保健、家庭保健以及社会宽松的大环境，一定能减少银屑病的复发或减轻病情，避免患者情绪过度激动、紧张和焦虑。

警惕"蝶形红斑"——系统性红斑狼疮

系统性红斑狼疮对于大部分人来说是一个陌生的疾病，其发病率在我国为每 10 万人中有 30～70 人，较为少见，但此病在皮肤科属于较常见的疾病。许多患有此病的患者对它不是十分了解，因而十分担忧。那么，什么是系统性红斑狼疮呢？系统性红斑狼疮属于自身免疫性疾病之一，当免疫系统攻击人体自身的组织和器官时，就会发生这种疾病。

并不"美丽"的蝴蝶病变

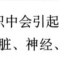

系统性红斑狼疮是一种慢性疾病，其在结缔组织中会引起多器官、多系统的损害，例如皮肤黏膜、关节、肾脏、神经、血液系统和血管内脏等。系统性红斑狼疮的体征和症状因个体不同而异，并且可能涉及许多器官和系统，包括皮肤、关节、肾、肺、中枢神经系统和造血系统。

系统性红斑狼疮的全身症状比较多样化。这些症状主要包括极度疲倦、发烧、食欲不振和体重减轻。这主要是机体在对抗系统性红斑狼疮所产生的无菌性炎症介质所做出的免疫反应。这种疾病也会出现运动系统的损伤，主要表现为对称性的关节肿胀、疼痛，严重时可以出现关节活动功能障碍，但不会造成关节畸形。皮肤问题在系统性红斑狼疮中很常见，典型的**特征是横跨脸颊和鼻梁的扁平红色皮疹，因其形状像蝴蝶而被**

称为"蝶形红斑"。皮疹通常不会破溃或发痒，但当暴露在阳光下时，通常会变得更加明显，痛痒加重，这种情况叫日光过敏。主要是由于在系统性红斑狼疮病活动期内，出现了皮肤微小血管炎症，引起血管渗透性增加，出现不可感知的渗血所致。

与"狼"共舞，无须谈"狼"色变

本病的临床症状不典型，但是如果你有以下症状，需要当心，可能患"系统性红斑狼疮"了！

一般症状

本病男女之比为 $1:7\sim9$，发病年龄以 $20\sim40$ 岁最多，幼儿或老人也可发病。发病时会出现疲乏无力、发热和体重下降。

皮肤和黏膜

表现多种多样，大体可分为特异性和非特异性两类。特异性皮损有蝶形红斑、亚急性皮肤红斑狼疮、盘状红斑；非特异性皮损有日光过敏、脱发、口腔溃疡、皮肤血管炎（紫癜）、色素改变（沉着或脱失）、网状青斑、雷诺现象、荨麻疹样皮疹，少见的还有狼疮脂膜炎或深部狼疮及大疱性红斑狼疮，身体可见各种各样皮疹，如面颊部形状似蝴蝶的皮疹，全身其他部位的红斑、丘疹、皮屑等。多数无明显症状，但很难完全消退，皮损在日晒后可加重。有的人还可表现为脱发，手指遇冷后发紫、发红或发白。

骨骼肌肉

表现有关节痛、关节炎、关节畸形及肌痛、肌无力、无血管性骨坏死、骨质疏松。

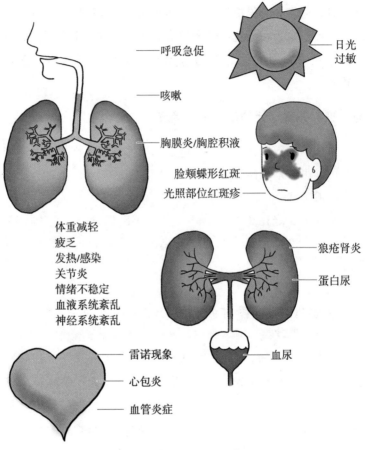

—— 呼吸急促

日光过敏

—— 咳嗽

胸膜炎/胸腔积液

脸颊蝶形红斑

光照部位红斑疹

体重减轻
疲乏
发热/感染
关节炎
情绪不稳定
血液系统紊乱
神经系统紊乱

狼疮肾炎

蛋白尿

雷诺现象

心包炎

血管炎症

血尿

系统性红斑狼疮常见临床症状

心脏受累

可有心包炎、心肌炎，主要表现为充血性心力衰竭，心瓣膜病变等。冠状动脉炎少见，主要表现为胸痛、心电图异常和心肌酶升高。

呼吸系统受累

可有胸膜炎、胸腔积液，肺减缩综合征（主要表现为憋气感和膈肌功能障碍）、肺间质病变、肺栓塞、肺出血和肺动脉高压等。

肾

临床表现为肾炎或肾病综合征。肾炎时尿内出现红细胞、白细胞、管型尿和蛋白尿。肾功能测定早期正常，逐渐进展，后期可出现尿毒症。肾病综合征和实验室表现有全身水肿，伴程度不等的腹腔、胸腔和心包积液，出现大量蛋白尿，血清白蛋白降低，白球蛋白比例倒置和高脂血症。

神经系统受累

可有抽搐、精神异常、器质性脑综合征包括器质性遗忘/认知功能不良，痴呆和意识改变，其他可有无菌性脑膜炎，脑血管意外，横贯性脊髓炎和狼疮样硬化，以及外周神经病变。

血液系统

受累可有贫血、白细胞计数减少、血小板减少、淋巴结肿大和脾大。

消化系统

受累可有恶心、呕吐、腹泻、腹水、肝大、肝功能异常及胰腺炎。

"狼"来了，不要怕

医生在诊断系统性红斑狼疮时，常常为了排除其他可能混淆的疾病做一些检查。通常很少进行大撒网式的筛查，而是根据需要鉴别的疾病有针对性地进行检查。检查项目包括：一般检查、免疫学检查、生物化学检查、自身抗体检测。

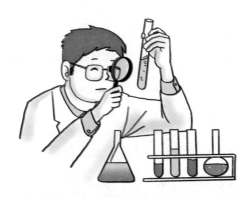

系统性红斑狼疮实验室常见检查

一般检查

患者常有贫血，白细胞和血小板减少，或表现为全血细胞减少，血沉异常增快。在系统性红斑狼疮活动时，存在能破坏红细胞的自身抗体，造成红细胞和血红蛋白量下降。这时网织红细胞可以升高到超过 5%，临床上患者可出现轻度黄疸。肾损害者有程度不等的尿检查异常，如出现蛋白尿、血尿。血浆蛋白测定可见球蛋白增高，特别在有肾变性肾炎时，白蛋白/球蛋白比例倒置，血胆固醇增高，严重肾损害者血中尿素氮和肌酐升高。做 24 小时尿蛋白的定量检查，若超过 0.5 克/日，则说明存在蛋白尿，反映了系统性红斑狼疮累及肾脏。若尿液中反复出现红细胞、白细胞，在排除尿路感染、尿路结石后，也应该考虑存在狼疮性肾炎的可能。

免疫学检查

血液中存在多种自身抗体是其特点，抗核抗体（ANA）在系统性红斑狼疮病情活动时几乎 100% 阳性。但抗核抗体阴性时不能完全排除本病，需结合临床和其他实验室检查资料综合分析。抗双链 DNA（ds‑DNA）抗体对诊断的特异性较高，但阳性率较低，为 40%～75%，与疾病活动和肾脏损害密切相关，抗体效价随病情缓解而下降。抗 Sm 抗体约在 30% 系统性红斑狼疮中呈阳性，因其特异性高，又称为本病的特异性抗体。此外由于系统性红斑狼疮免疫功能异常亢进产生大量自身抗体，使血清中免疫球蛋白增高，特别是免疫球蛋白 G（IgG）增高较为多见。

生物化学检查

系统性红斑狼疮患者肝功能检查多为轻中度异常，较多是在病程活动时出现，伴有谷丙转氨酶（ALT）和天门冬氨酸转氨酶（AST）等升高。血清白蛋白异常多提示肾脏功能失代偿。在肾脏功能检查中，尿液微量白蛋白定量检测有助于判断和监测肾脏损害程度及预后。发生狼疮性肾炎时，血清尿素氮（Bun）及血清肌酐（Cr）有助于判断临床分期和观察治疗效果。

自身抗体检测

目前临床开展的系统性红斑狼疮相关自身抗体常规检测项目主要有抗核抗体（ANA）、抗双链脱氧核糖核酸（抗 ds DNA 抗体）抗体、抗可溶性抗原抗体（抗 ENA 抗体）、抗核小体抗体和抗磷脂抗体等。对于临床疑诊系统性红斑狼疮的患者应行免疫学自身抗体检测。

综上，实验室检查的项目包括：血常规、尿常规、血沉、C 反应蛋白、细胞因子、体液免疫，自身抗体、补体、肝、肾功能，性激素系列；必要时做病理活检；进一步的实验检查项目包括：抗 ds‑DNA 抗体阳性，肾活检阳性，Sm 抗体阳性。

系统性红斑狼疮不能根治,我们需要学会与此病共处,因此,日常生活需注意以下方面:

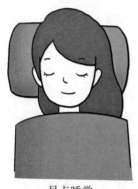　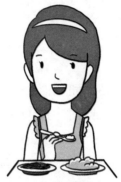　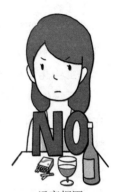

早点睡觉　　　　　少吃油腻　　　　　远离烟酒

预防系统性红斑狼疮

（1）保持心情舒畅、稳定,乐观面对,加强对本病的认知。

（2）戒烟戒酒,规律作息,注意休息,适当锻炼。

（3）避免感染,如果出现感冒、发热及时就诊。

（4）外出要防晒,打伞、穿长袖长裤、涂防晒。

（5）尽量不要服用光敏性药物、食物:如磺胺类、四环素类药及芹菜、无花果、香菇等。

（6）若要备孕请提前告知主管医生,因为妊娠可能会导致病情复发、加重病情。

（7）不要随意增减用药,遵医嘱服药并坚持定期复查。

（8）不要相信偏方及传言。

　　将以上内容总结为"五要"和"五不要"。

　　"五要"：要遵医嘱、要充分休息、要精神愉快、要合理饮食、要定期复查。

　　"五不要"：不要乱用药、不要过度劳累、不要阳光暴晒、不要听信传言，不要随意增减药物。

第 6 章

感染性疾病

感染性疾病仍旧是全球第二大人类病死原因，尽管近 20 年与感染相关的病死率大幅度下降，但是病死人数的绝对值仍保持相对恒定，2019 年约为 1 370 万人。除了已知的感染性疾病，还有许多新发或再现的感染性疾病，继续威胁人类生命健康，比如 2019 年末席卷全球的新冠病毒。与此同时，许多与临床疾病相关的微生物，如结核分枝杆菌、金黄色葡萄球菌、肺炎链球菌等，不断增加对抗菌药物的耐药性，这就意味着一些曾经被认为有效的灵丹妙药，瞬间变得一无是处，这让医生和患者都面临巨大挑战。

🌻 抓捕病原体——细菌、病毒和其他

感染性疾病的诊断、治疗、预防和控制依赖于在临床标本中检测到病原体，而病原体仅是偌大微生物世界微小的一分子。微生物在自然界分布极广，江河湖海、土壤、矿产、空气等，都有微生物存在，只是数量不等、种类不一而已。正常健康人体内约有 100 万亿个细菌、病毒、真菌和古细菌，超过人

体细胞 10～100 倍，肠道是主要储存库，其次是女性生殖道、口腔和口咽部。绝大多数微生物对宿主有益，如可促进新陈代谢、协助塑造免疫系统正常菌群，仅少数微生物致病，又称致病微生物，或病原微生物（又称病原体）。临床实验室的工作目标就是借助一些成熟的科学技术，从患者标本中检测出存在某个病原体的依据：如培养出活的细菌，检测出病毒核酸或相应的病毒抗原或病毒抗体，为临床医生疾病诊断、治疗与预后判断提供实验室依据。

知己知彼——细菌和病毒是不一样的微生物

细菌与病毒是两种不一样的微生物，我们可以从以下 4 个特点进行简单区分：

（1）大小。细菌体积相较于病毒较大，可以用普通光学显微镜进行观察，病毒则要借助电子显微镜才可以观察。

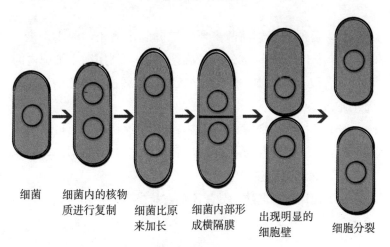

细菌　细菌内的核物质进行复制　细菌比原来加长　细菌内部形成横隔膜　出现明显的细胞壁　细胞分裂

细菌繁殖模式

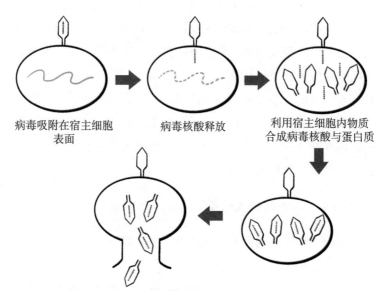

| 病毒吸附在宿主细胞表面 | 病毒核酸释放 | 利用宿主细胞内物质合成病毒核酸与蛋白质 |

宿主细胞破裂，释放无数个病毒　在宿主细胞内装配无数个病毒

病毒繁殖模式

（2）繁殖方式。细菌主要以二分裂法繁殖，即 1 个变 2 个，2 个变 4 个；病毒必须侵入宿主体内，利用宿主细胞内的物质，合成自身物质，再装配成无数病毒颗粒，去感染其他正常细胞。

（3）抵抗力。细菌结构完整，能抵抗恶劣环境，可以不依赖宿主，独自顽强生存；病毒离开宿主，在体外很脆弱，怕热不怕冷，病毒不能独立生存。

（4）使用抗菌药物的效果不同。抗生素对细菌有效，对病毒无效。

微观世界——看不见摸不着，那就预防先行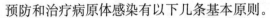

预防和治疗病原体感染有以下几条基本原则。

预防细菌感染可以接种疫苗，疫苗就是将病原微生物（细菌、病毒等）及其代谢产物经人工减毒、灭活或利用基因工程方法制成免疫制剂，用于预防感染性疾病。比如接种免疫性强的死疫苗（如伤寒、霍乱、百日咳等），也可接种活疫苗（如卡介苗），或基因疫苗等。当机体已受感染，此时宜采取被动免疫，如注射有针对性的抗菌血清、纯化免疫球蛋白或细胞因子等免疫制剂，因这些免疫物质不是患者自己身体产生的，故维持时间较短，仅 2～3 周，主要用于治疗或紧急预防。

治疗细菌感染要针对性地使用抗菌药物，需结合患者情况（免疫力、年龄、怀孕、肝肾功能等）、感染部位（浅表皮肤、深部组织）、病原体耐药性，还需结合当地药物短缺和供应限制情况。当病原体不明确时，医生会结合疾病严重程度、临床表现、流行病学情况等进行综合评估，然后采取经验性治疗。一旦明确病原体，就会适当调整治疗方案，采用针对性治疗。谨慎、合理地使用抗菌药物，不仅可以优化疗效，减少药物不良反应，还可以降低细菌耐药风险，让现有抗菌药物有效使用时间尽量维持久一些。

预防病毒感染也可以接种疫苗，比如我们接种的新冠疫苗，既有灭活的死疫苗，也有减毒的活疫苗，还有基因疫苗，这取决于生产疫苗厂家的研发思路。但是，病毒为了适应环境，不断进行变异，使研发有效疫苗变得复杂而困难。我们也可以考虑采用被动免疫来预防感染，比如，选用新冠康复后人员的血浆，注入在医院重症病房接受抢救的危重患者。

另外，也可以采用抗病毒药物或制剂治疗病毒感染，但是相比抗菌药物的数量、种类与研究程度，抗病毒药物的应用要面临更多难题。因为，病毒在宿主细胞内复制，需要依靠宿主细胞自身的酶、细胞器等，研发出来的有效抗病毒药物必须有高度分辨能力，能区分"敌我"，即火眼金睛，能明确分辨病毒颗粒和宿主细胞，否则，"杀敌一千，自损八百"，药物毒性太大，患者也会受到损伤。所以，有条件的实验室既要检测患者体内的病毒浓度，也要检测病毒基因型别，以明确病毒变异情况，为医生精准使用抗病毒药物提供参考（药物对病毒株有针对性，药物浓度要精准），以警惕发生不良反应。

在日常生活中，我们应该了解感染性疾病与一些环境因素有关系。比如：气温升高，蚊子叮咬率增加，要警惕疟疾、登革热等疾病；水灾以后，要防止污水引起的大肠杆菌 O157 等感染；外出旅行，要了解所在地区传染性病原体对旅行者的风险等级，尤其是去发展中国家。传统传染病与新发传染病都需要考虑，尤其对老年人、有慢性病和基础病的患者。健康知识教育、预防免疫接种、旅行前身体健康状态评估，都需要了解一下。

十恶不赦——病原体的危害累及多器官、多系统

病原体侵入人体后，危害极大，会使人体出现发热、皮疹，以及身体各部位的炎症如耳、鼻、咽、喉炎症，肺炎，心血管系统炎症，消化道炎症，泌尿系统炎症，神经系统炎症。

发热指体温上午高于 37.2℃或下午高于 37.7℃。在舒适环境中，人类体温维持在 36.5℃～37.5℃范围内。一般人体口腔温度为 36.8±0.4℃，直肠温度稍高 0.4℃。多数情况下，

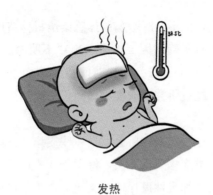

发热

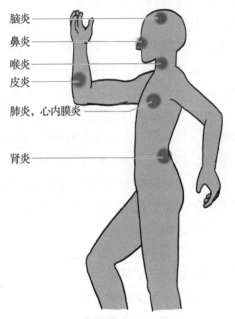

脑炎

鼻炎

喉炎

皮炎

肺炎，心内膜炎

肾炎

病原体危害多器官

发热由自限性疾病引起，最常见的是病毒感染，其次是细菌感染，使用常规退烧药治疗发热，可以缓解全身症状，如头痛、肌痛、关节痛，但不会减除病原体感染给机体造成的损害。有些发热通常没有明确病因，临床上称"不明原因发热"，一般指2次发热高于38.3℃、发热时间持续3周以上、排除免疫力低下疾病。经过研究，最常见病因仍旧是感染，只是表现出非典型症状。

有些病原体侵入人体后会发出一些皮疹。比如，幼儿急疹的病原体是人类疱疹病毒6型，好发于3岁以下幼儿，表现为躯干与颈部出现弥漫性斑丘疹。又比如，手足口病的病原体是柯萨奇病毒A16，主要见于10岁以下儿童，表现为口腔溃疡，手脚上出现大小丘疹。

在临床上，病原体引发上呼吸道感染最常见。病原体多是各种各样的病毒，如鼻病毒、流感病毒、冠状病毒、腺病毒、呼吸道合胞病毒等，每一个病毒还有许多种亚型。但是，仅凭临床症状和体征难以区分病毒感染或细菌感染。病原体会引起鼻炎、鼻窦炎、耳部感染（如急性中耳炎）、急性咽炎、喉炎等，表现出耳痛、咽喉痛、声音嘶哑等各种症状。

肺炎发病机制是病原微生物感染引起肺泡炎症反应，而不是病原微生物增殖引起的反应。尽管发生率高、死亡率高，但是仍有可能被误诊、被误治。肺炎可分为社区获得性肺炎、医院获得性肺炎或呼吸机相关肺炎。病原体范围广泛，除了细菌、病毒，还有真菌、原虫等微生物，并且，半数以上病例无法确定病原体，给诊治带来困难，有些老年人临床表现隐匿，更要详尽了解病史，进行影像学检查。普通门诊患者总死亡率低于1%，住院患者总死亡率偏高，约10%。除了进行合理抗菌治疗，还需要维持水电解质平衡、改善缺氧状况，采取必要的辅助通气。针对医院获得性肺炎的研究，大多着重于对呼吸

寻找疾病的蛛丝马迹：标记与检验医学

机相关性肺炎研究，插管后最常见的并发症是肺炎，致病原因有三点：口咽部病原微生物定植（定植菌）、口咽部病原微生物吸入后进入下呼吸道、宿主正常防御功能下降。评价肺部感染没有明确、特异的指标，需要多项指标综合起来进行评估，如发热、白细胞计数、氧分压、胸片、气管分泌物病原体情况等。只有明确病原体的种类及耐药情况，才有助于精准用药，否则只能经验性用药。总体而言，多重耐药病原体（一种对多种抗生素都不敏感的细菌）会引起更高病死率。

病原体进入心血管系统后常引发心血管系统炎症。链球菌、肠球菌、金黄色葡萄球菌等许多细菌可以引起感染性心内膜炎，这些病原体与体内的血小板、纤维蛋白及少量炎症细胞组成团块，造成心脏内部结构破坏。在实验室里，血培养分离得到致病微生物是心内膜炎诊断和治疗关键。抗菌药物治疗需要静脉给药，应达到一定血药浓度，且疗程足够长，否则清除感染灶很困难，这就需要患者给予全力配合，要听医生的话，不要自行轻易停药。

病原体进入肠道会引发消化道炎症。急性腹泻很常见，在全球范围内，每年约140万人因此丧命，许多病毒、细菌、寄生虫都可引起腹泻。治疗原则主要是补充液体与电解质，经验性抗感染治疗（病原体未明时），或针对性抗感染治疗（病原体明确时）。

尿路感染是病原体侵入尿道引发的一种常见而又痛苦的疾病，幸好目前许多抗生素疗效好、见效快。复杂性泌尿道感染表现为膀胱炎、肾盂肾炎等。实验室尿液生化检验、细菌培养是泌尿科医生进行诊疗的有效工具。

病原体侵入神经系统导致急性神经系统感染，是临床医学最重要的难题之一，具体包括急性细菌性脑膜炎、病毒性脑膜炎、脑炎、脑脓肿等。快速识别病原体是实行早诊断、早治疗的关键。除了实验室检查，临床上还采用影像学检查、病理学检查等许多手段，但是，至今临床上大多数病例仍旧无法查明病因。

火眼金睛揪出细菌病原体

感染性疾病的实验室诊断，临床上通常综合应用几种技术，以便各取所长。在微生物学领域，有显微镜观察，细菌分离、培养、鉴定和耐药性检测。在免疫学领域，可以检测特异性抗原或抗体。在分子生物学领域，可以检测独特的 DNA 或 RNA 序列，以及毒株基因等。目前二级以上医院均具备这些检测能力。

好的结果来源于好的标本——留样

从患者留取的标本中，把病原体细菌找出来，那可不是一件简单事！

首先，要有符合质量要求的好标本；其次，实验室要建立并运行全面质量管理体系，让装备精良的检测仪器始终保持正常状态，让每一位岗位人员尽心尽职；最后，临床医生应经验丰富，能够综合患者各种情况进行全面分析，采取正确诊疗方案。"好的结果来源于好的标本"，为了寻找标本里的病原体，作为患者，应积极配合并注意以下几点：

容器： 存放标本的容器，必须无菌。建议留取标本前，要用流水洗干净双手，把标本留在医生给你的无菌小瓶子里，然后拧紧盖子，及时送到实验室进行细菌培养，不能耽搁时间太久，否则杂菌生长很多，影响细菌分离效果。

时机：留取标本前，最好不要自行服用抗生素，最好在刚刚发病时留取标本，这样能提高细菌检出率；如果已服用了抗菌药物，要如实告诉医护人员，以便综合分析细菌培养结果（比如没有找到病原体，要考虑是真阴性还是假阴性）。

痰液留取：最好留取早晨第一口痰。用清水漱口后，一定要用力、咳出深处痰液，而不是随意吐一口唾液！实验室经常收到"口水痰"，不符合微生物标本质量标准。

尿液留取：用于细菌培养的尿标本，与进行常规化验的尿标本，留取方法可不一样。对于常规化验，患者自己可以留取（排尿时取中段部分），对于细菌培养，需要医护人员帮助，经过严格外生殖器消毒后才可以留取；对于插导尿管患者，应直接从导尿管里留取，而不是取尿液收集袋里的尿液。

血液留取：最好在患者发热，或寒战时采血（容易抓捕到病原体）；为了提高检出阳性率，要选取几个静脉采样点，也就是要多扎几针，要确保患者了解这些，避免因不理解而产生的抱怨和不满等负面情绪。

留取标本以后，要把盖子拧紧，不要有漏气、漏液现象，还要检查一下容器上面的标贴是否清晰，如有残缺，要立即告诉医护人员填写完整，然后及时送到实验室进行化验。

镜检、培养、鉴定——查细菌的套路

细菌实验室工作人员的入职要求则更加严格，除了具备医学背景，更强调丰富的临床经验。因为微生物世界千变万化，同一种细菌，在不同生长环境下，会显示不同形态，而不同细菌可能显出相似形态，这就需要一个聪慧的大脑，再加一双火眼金睛！

病原学形态检查常用光学显微镜和荧光显微镜。电子显微镜不太用于临床，多用于科学研究，但是对病毒感染的确诊有价值，比如粪便在电镜下显示车轮状双层衣壳病毒颗粒，即可诊断为轮状病毒性胃肠炎。

标本直接涂片，在光学显微镜下可以观察病原体形态、大小、染色特点、排列方式及运动轨迹，快速给医生提供初步报告，有助于排除阴性标本诊断，但是是何种细菌还需要进一步鉴定。人员技术水平、判断标准不一样，可引起报告结果有差异。

用荧光染料对病原体染色，只可以在荧光显微镜下观察到形态，比如临床上对结核杆菌进行涂片检查，敏感性、特异性好，简单、快速，提高了工作效率，出报告耗时缩短。

在显微镜下观察到细菌以后，要明确是何细菌？用啥抗生素有效？还需进行下一步工作：细菌分离培养、鉴定、药敏试验。

不同细菌有不同"食谱"，根据细菌营养类型选择不同的培养基，在无菌环境下接种标本，选择有氧或无氧环境进行培养，经过一段时间以后，细菌繁殖到一定数量，用肉眼仔细观察，依据菌落特征进行鉴定，比如：菌落长在培养基表面还是下底部；菌落是平滑还是皱褶；颜色是白色还是灰色，对着光照是否透明，气味如何，等等。要挑选典型菌落进行生化反应鉴定、血清学鉴定，现在普遍采用质谱技术和分子生物学技术进行鉴定，使细菌鉴定结果更加准确、出报告速度更加快捷。

培养出了细菌，也鉴定出细菌种类，最后要进行抗生素药物敏感试验，知道哪些药物敏感哪些药物不敏感，如图所示（插图）：药物纸片周围没有细菌生长，说明这种药物对这个细菌敏感（有效）；药物纸片周围细菌依旧生长，说明这个药物对这种细菌不敏感（无效），也就是细菌出现耐药情况。目前多数医院采用全自动药敏检测系统，能够自动分析药敏结果，减少人工判读结果的误差，而且敏感性高、速度快。

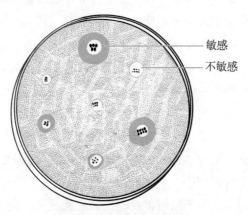

敏感

不敏感

贴着抗菌药物纸片的培养皿

肺炎克雷伯菌——细菌耐药性检验非常重要

　　肺炎克雷伯菌是一种机会性致病菌（正常情况下不致病，周围环境失调时会致病），可引起多部位感染，包括颅内感染、泌尿道感染、呼吸道感染和血流感染。目前，研究它的耐药性与致病性是一个热点。随后我们通过以下案例，说明微生物检验对临床诊疗有切实帮助。

　　患者男，86 岁，既往脑梗死、高血压、糖尿病病史多年，基础状况差。患者3天前慢性支气管炎伴急性发作，呼吸困难，体温高，入院诊断为重症肺炎、肺栓塞、脑梗死。入院后予积极抗感染、雾化排痰等对症治疗，住院第三天痰标本有一株肺炎克雷伯菌，药敏结果显示对碳青霉烯类药物（亚胺培南、美罗培南）敏感，临床医生改用美罗培南进行抗感染治疗，患者体温有所下降，症状有所好转。一周后患者体温重新上升，症状加重，临床予以气管插管接呼吸机辅助通气，三天后从气管导管中又有另一株肺炎克雷伯菌，药敏结果显示对碳青霉烯类药物亚胺培南、美罗培南耐药，说明肺炎克雷伯菌在碳青霉烯类药物环境下，为了生存会自行进化，对原来敏感的药物产生耐药，在此情况下，选用新近研发药物头孢他啶/阿维巴坦做药敏试验，结果显示，气管导管中分离的肺炎克雷伯菌对新药敏感，临床医生马上改用头孢他啶/阿维巴坦进行下一步的抗感染治疗，经过一段时间治疗后，患者症状逐渐好转，去除了气管插管，最终顺利出院。

微生物学检验不仅可以找到致病的病原菌，通过鉴定确定细菌名，而且还可以借助药敏试验结果，知晓对病原菌有抗菌效果的抗生素，真正做到"精准用药"。同时细菌随着抗菌药物的治疗，其耐药情况会发生变化，微生物检验可以很好地进行细菌耐药情况监测，不仅能发现问题所在，也能提供抗感染解决方案，这是其他如分子生物学检验等方式所不具备的优势。

结核分枝杆菌——细菌检验也有局限性

中国是全球结核病高负担国家之一。据估计，2020年中国有84.2万人罹患结核病，数量在全球排名第二。尽管过去几十年，我国在结核病控制方面取得巨大成就，但是目前耐多药结核杆菌的流行，成为我们控制结核的主要障碍。以下案例的分享，说明微生物检验也有局限性。

肺结核作为一种常见的呼吸道传染病，因其飞沫传播的特性，较易引起传播，导致控制效果不够理想，从而引起疾病预防控制中心高度重视。肺结核的病原菌是结核分枝杆菌，其生长缓慢，培养周期长，常规的革兰染色不能使菌体着色，需用抗酸染色才能观察到菌体，其药敏试验在普通实验室难以完成，只能在少数高等级实验室才能完成，对基层医院临床抗菌药物指导作用减弱。在没有药敏结果的前提下，临床医生只能凭经验用药。

采用显微镜观察抗酸染色后的结核分枝杆菌，虽然检测速度较快，但能检出的阳性率低，容易造成假阴性，假如收到的患者痰标本质量差，则发现阳性细菌的可能性进一步降低。不能第一时间发现阳性患者，就容易造成病原菌进一步传播。

结核分枝杆菌生长缓慢，培养前处理烦琐，培养时间比其他细菌都要长，往往需要培养到第8周，在未见到结核分枝杆菌生长的前提下，才可以发出阴性检验报告，而其他细菌报告，一般4~7天内就能完成。

在患者痰液里查找结核分枝杆菌，对痰液标本要求很高，否则许多杂菌生长，容易造成污染，更加找不到病原菌。涂片法阳性率偏低（低于30%），分子生物学法阳性率较高（约50%），培养法阳性率居中。建议综合采取各种检验方法，如：涂片、培养、分子生物学、免疫学方法等，尽量精确找到结核分枝杆菌，为患者提供切实帮助。

精准打击查出病毒病原体

尽管从临床标本中分离、培养、鉴定出病毒病原体是一个公认的"金标准"，但是目前临床实验室开展得不多，因为此种检测方法成本过于昂贵，且费时费力。常规采用免疫学和分子生物学方法进行检测。

抗原、抗体、核酸——查病毒的套路

病原体侵入机体，对机体而言是外源性物质，也称为病原体抗原，能刺激免疫系统产生相对应的抗体，也称为特异性抗体，比如：乙型肝炎病毒表面抗原、乙型肝炎病毒表面抗体。在临床上，可通过临床标本检出上述特异性抗原或抗体，来确定患者是否存在某种病原体感染，以明确诊断。原来手工操作比较多见，像新冠疫情期间，全民都会检测的新冠抗原，可以单人份、居家、快速检测，但是遇到几千几万大批量样本，需要全自动免疫分析仪，或者全自动免疫流水线，自动化程度高，检测灵敏度和特异性也明显提高，大批量标本出结果时间只需要1～2小时。但是所有抗原抗体反应会受到许多因素干扰，比如自身抗体（可以参考老年人梅毒抗体假阳性案例），也可能出现假阴性，比如，病毒侵入人体产生抗体，但最初抗体水平很低，检测试剂灵敏度不够，就无法测出。有人提问，是否可以发明一种检测灵敏度达到100%的诊断试剂，这是不现实的。因为，灵敏度高了，特异性势必就低了，也就是抓捕病原体准确度要降低了。检测灵敏度与检测特异性是一对矛盾体，初筛试验可以调高灵敏度，比如艾滋病毒初筛试验，"宁可错杀1 000

个不可放过1个"；但是艾滋病毒确诊试验，就要调高特异性，结果阳性必须确认是艾滋病毒感染，否则社会负面影响太大。

采用分子生物学方法可以大幅度提高检测灵敏度，以大家熟知的新冠病毒举例，好多感染者发热、咽痛症状已经相当明显了，但是病毒抗原检测仍旧是阴性，幸好，核酸检测结果与临床症状相符合，检测时病毒核酸拷贝数很高，然后在康复期逐步下降，核酸检测法的应用给抗疫工作带来极大帮助。与传统检测方法相比，分子生物学方法所需标本量少，能确定病原体基因型、了解耐药基因表达情况，为临床诊断、精准用药提供帮助，为疫情防控提供科学依据，但是实验室硬件投入较多，对工作人员专业要求较高、容易出现实验室污染，导致检测结果假阳性，这就需要实验室严格把关质量。

检测病原体，最好将病原体形态学检查、病原体分离培养技术、检测病原体抗原或相应抗体技术，及针对病原体的基因检测技术综合应用，为临床诊疗或疫情防控提供实验室帮助。

梅毒抗体——检测抗体无法杜绝假阳性

梅毒是一种性传播疾病，病原体为苍白螺旋体，又称梅毒螺旋体。潜伏期为2～6周，一期病变与局部淋巴结有关，无需治疗即可消退。第二阶段与全身黏膜皮肤病变和全身淋巴结病变有关，随后是亚临床感染的潜伏期，持续数年或数十年。全球每年约有1100万人感染梅毒。在过去的10年里，中国梅毒发病率增加了约八成。临床上检测血液中梅毒抗体是一项常规化验项目。以下案例说明利用免疫学方法检测梅毒抗体，老年人容易出现假阳性结果。

按照2012年开始实施的《医疗机构临床用血管理办法》，

患者用血前都需化验4项传染病指标：乙型肝炎病毒表面抗原、丙型肝炎病毒抗体、艾滋病病毒抗体和梅毒螺旋体抗体。

有一位光荣退伍的老爷爷，拿到"梅毒抗体阳性"化验报告，很是生气！他急匆匆地找到化验室，一定要讨个说法。

接待他的实验室主任耐心地解释到：梅毒螺旋体抗体与其他3项检测都是根据医院有关规定，要求每个患者用血前或手术前都得进行的检测，并不是针对特定个人的。

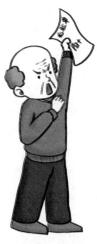

退伍爷爷很生气：梅毒抗体出现了假阳性

60岁以上老年人梅毒抗体出现假阳性的可能性较大。有文献对比了300名老年人（60～90岁）与300名非老年人（15～59岁）检测梅毒抗体的结果，发现前者假阳性9人，后者1人。临床上，经常遇到同样情况的老年人，本人没有任何流行病学史，也没有临床表现，却被误诊为梅毒患者。

老爷爷急忙问，这是啥原因呢？

实验室主任说：首先，这是检测技术上的原因。引起梅毒的病原体叫"梅毒螺旋体"，它至今没有办法人工培养，科学家只能借助生物工程技术，人工合成蛋白质（重组的梅毒螺旋体抗原），用于制备检测梅毒特异性抗体的诊断试剂。从牛心肌中提取心磷脂、胆固醇，与纯化的卵磷脂一起，用于梅毒非特异性抗体检测，从而进行梅毒筛查。

其次，是老年人自身身体状况的原因。多数老年人都患有基础疾病，比如心脏病、高血压、恶性肿瘤、糖尿病、肝硬化、类风湿性关节炎等，体内容易产生一些干扰物质，与梅毒螺旋体抗体"长得很像"。当检测梅毒抗体时，容易起干扰作用，造成假阳性结果。

即使老年人身体健康，没有上述这些基础疾病，仍有 10%～25% 的老人体内因存在自身抗体（中青年人群低于5%），干扰梅毒抗体检测。

还有一个原因，人体内与我们共生的螺旋体有很多。比如：口腔螺旋体、肠道螺旋体。年纪大，抵抗力弱，感染螺旋体的机会就增大了。梅毒螺旋体与这些螺旋体存在相似成分，常常干扰检测试剂，造成假阳性结果。

那么，有啥妙招能避免老年人梅毒抗体假阳性呢？

实验室主任继续介绍到，有条件的实验室要准备长枪短炮"多种兵器"，即不同原理、不同方法的多个梅毒化验项目，以便于对有疑问的检测结果互为验证。

目前有 2 个策略。

策略 1：直接看到梅毒螺旋体。用显微镜直接看"活体"或"能运动的螺旋体"，这需要经验丰富的检验员，也需要符合质量的送检标本，即标本里要含有一定量的病原体。实际上，现在较少患者处于梅毒晚期（体内含有高浓度病原体），通常患者有症状了，自己会买一些抗生素服药后，再来医院看病，这样，观察到"活体"的概率大大降低。其次，从破损皮肤、黏膜深处采集标本，对患者而言相当痛苦，往往采集不到满意的化验标本。此外，显微镜下观察到的螺旋体不能分辨是否为梅毒螺旋体。因此，我们还需要做其他化验来鉴别。

策略 2：检测血液中梅毒抗体。梅毒抗体有两种类型：特异性抗体（针对性强）、非特异性抗体（针对性不强）。特异性抗体主要是 IgG 和 IgM。人体感染过梅毒螺旋体以后即产生特异性抗体。IgG 持续时间长，可以终身阳性，但是含量低（意味着检测方法敏感度要高，否则测不出）。IgM 抗体持续时间短（意味着抽血时机要选好，否则测不到）。检测特异性抗体是作为梅毒感染的确诊试验。检测非特性抗体是作为梅毒感染的筛查试验，这些抗体在非梅毒患者中也可以检出。

因此，临床医生通常会同时开两张化验单：梅毒特异性抗体、梅毒非特异性抗体，希望借助多个指标来综合分析化验结果。

听了主任一席话，老爷爷还是似懂非懂，又继续问道：既然有那么多干扰因素，那么检查梅毒螺旋体还有啥意义呢？俺接下来咋办呢？

当然有意义啦，没有化验指标，临床医生看病就缺少了"侦察兵"，尽管这位侦察兵有时看目标眼光有些模糊。主任建议他去挂皮肤科门诊，找专科医生看一下。临床上诊断梅毒感染需结合各项指标进行综合判断：①流行病学史：是否有不安全性行为、多性伴或性伴感染史，或有输血史；②临床表现：是否出现硬下疳、浅表淋巴结肿大等；③实验室检查：镜下是否可见梅毒螺旋体，梅毒特异性抗体阳性，或非特异性抗体阳性。

听完实验室主任讲解，老爷爷心里踏实多了，也不那么紧张了。他迈着自信的步伐，朝着门诊预约台走去。他坚信，专科医生一定会综合各种指标，排除梅毒诊断，还他这位老军人一个清白！

肝炎病毒——检测抗体对医生有帮助

　　常见的肝炎病毒有 5 种：甲型肝炎病毒、乙型肝炎病毒、丙型肝炎病毒、丁型肝炎病毒与戊型肝炎病毒。只有乙型肝炎是 DNA 病毒，其余 4 种都是 RNA 病毒。甲型和戊型肝炎通过"粪口途径"感染，乙型、丙型和丁型肝炎通过血液传播。各型肝炎临床表现都可以从无症状或症状不明显，发展至爆发性的、致命性的急性肝炎，此外，慢性肝炎也可以进展为肝硬化、肝细胞癌。肝炎病毒不同、处于疾病周期不同，临床上采取的诊疗方案也会不同，明确是哪一种肝炎病毒，需要实验室检测。分享以下案例：初步了解肝炎病毒的实验室检查。

　　当肝脏受到肝炎病毒攻击时，会引起肝脏炎症和肝细胞坏死，许多酶类物质会释放到外周血液中，我们可以通过检测血液中各种酶类物质，如血清丙氨酸氨基转移酶 ALT（俗称 PT）、血清天门冬氨酸氨基转移酶 AST 等，根据其是否出现异常增高来评估肝脏受损情况。当要明确是哪一种肝炎病毒时，则须抽血化验肝炎病毒指标。常见检测指标有甲型肝炎病毒、乙型肝炎病毒、丙型肝炎病毒和戊型肝炎病毒，丁型肝炎病毒在临床实验室开展得不多。

　　甲型肝炎病毒检测：判断是否存在甲型肝炎病毒（HAV），需要抽血化验抗 HAV‑IgM，一般在发病后 1～4 周内出现抗 HAV‑IgM，且滴度很快升至高峰。3 个月后滴度下降，6 个月后不易检出。如果抗 HAV‑IgM 结果阳性，并且滴度很高，则可以明确诊断 HAV 感染。临床上经常会遇到低水平阳性，这需要进行辨别，排除因干扰因素导致的假性升高，因为典型的甲型肝炎抗 HAV‑IgM 水平要高出临界点许多倍。

抗 HAV - IgG 抗体一般于感染后 4 周出现，24 周达峰值，可维持多年，甚至终身，是获得免疫力的标志，主要用于流行病学调查，也是接受 HAV 疫苗后 2 周，可以测到的抗体，它有保护作用。常规实验室一般不开展该检测项目。

粪便中 HAV 不是很容易检测到，因为甲型病毒性肝炎（简称甲肝）的潜伏期约为 4 周，在没有临床症状出现前，可以在肝脏、胆汁、粪便、血液中出现病毒。一旦出现明显黄疸，粪便排毒迅速减弱，不易测得。

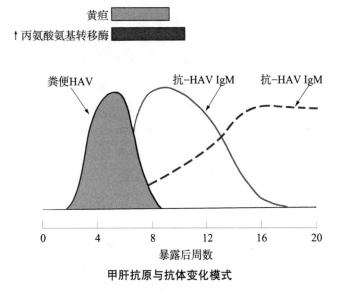

甲肝抗原与抗体变化模式

乙型肝炎病毒检测：尽管中国普通人群乙型病毒性肝炎（简称乙肝）表面抗原阳性率从 10% 降为 7.18%，我国也由乙型肝炎病毒（HBV）感染高度流行区域降为中度流行区域，但是慢性乙肝诊治问题仍然面临巨大挑战。

从 2014 年起，我国新生儿乙肝疫苗首针及时接种率和三针全程接种率分别达到 95% 和 99% 以上，有效降低了 5 岁以下儿童乙肝表面抗原携带率。因为人口基数庞大，这部分婴儿感染后，因免疫功能不健全，最易成为乙肝病毒携带者，成年后，将发展为慢性肝炎、肝硬化和原发性肝癌。

我国慢性乙肝患者有 2 300 万，其中 10%～20% 将进展为肝硬化，而其中 1%～5% 肝硬化患者又会进展为肝癌，每年约 30 万人死于乙肝相关的疾病。

HBV 通过血液传播（如：污染的血液制品或皮肤黏膜损伤）、性接触传播和母婴传播。HBV 不会通过消化道、呼吸道传播，日常工作或生活一般不会引起 HBV 感染，例如：同在一个办公室工作，同在一个餐厅用餐，共用一个厕所，等等。经过吸血昆虫（蚊、臭虫等）传播 HBV 目前还没有被证实。

临床上诊断慢性乙型肝炎会从四个方面考虑：①临床表现，如巩膜黄染、厌油腻、乏力、肝区叩痛，等等；②实验室检查；③影像学检查：B 超、CT、MRI、肝脏弹性测定；④病理组织学诊断，这是金标准，必要时可以考虑，但是对患者有创伤、具有一定风险，需要严格的风险评估。

实验室检查，除了大家知道空腹验肝功能、肾功能、凝血功能等常规指标以外，最常见的是化验乙肝免疫学指标，如俗称的"大三阳""小三阳"。有条件的话，还应检测病毒的核酸 HBV-DNA，如果阳性，则要测病毒载量、病毒基因型、耐药突变株，以进行精准的抗病毒治疗。

常见的 5 项免疫学指标是 HBsAg、抗-HBs、HBeAg、抗-HBe、抗-HBc，若第一、第三和第五项同时阳性，简称"大三阳"（即 HBsAg、HBeAg、抗-HBc 三项阳性），病毒在

不断复制，有强传染性，这是最不好的结果，最好的结果是 5
项指标全部阴性，或者仅有起保护作用的抗- HBs 阳性。

现在增加了 2 项检测：抗-HBc IgM 和抗-HBc 抗体定量。
抗-HBc IgM 阳性多见于急性乙型肝炎，慢性 HBV 感染急性
发作多表现为低水平阳性；抗- HBc 总抗体主要是抗-HBc
IgG，只要感染过乙肝病毒，不论病毒是否被清除，此抗体多
为阳性。

诺如病毒——与拉肚子有关的病毒

1968 年，美国俄亥俄州诺瓦克镇发生一起以呕吐为主要
症状的急性胃肠炎疫情，1972 年经免疫电镜研究后发现是由
病毒引起的，命名为诺瓦克病毒。2002 年 8 月，第八届国际
病毒命名委员会批准该病毒命名为诺如病毒。诺如病毒与在日
本发现的札幌样病毒（现在正式名称为札如病毒），合称为人
类杯状病毒。接下来，让我们来了解一下腹泻、胃肠炎与诺如
病毒之间的关系。

一天排出三次或三次以上稀便或水样便，称为腹泻。腹泻
持续两周以内，称为急性腹泻；腹泻持续两周及其以上，称为
持续性或慢性腹泻。腹泻同时，还可能伴有腹痛、发热、呕吐
等症状。持续腹泻会导致体液不断丢失，使人脱水，严重时可
危及生命。

引起腹泻有许多原因，一种与病原体有关，称为感染性腹
泻，又称胃肠炎。另一种与病原体无关，如：乳糖不耐症，有
些人喝牛奶后可引起肠鸣、腹胀、腹痛、排气、不舒服、腹泻
等症状；又如：肠易激综合征，患者表现为长期反复发作的腹
痛、腹胀，排便次数与性状改变，但是胃肠道结构未发现异

常。精神、饮食、寒冷等因素可诱使症状复发或加重。

急性感染性腹泻，或急性胃肠炎是一种世界范围内的常见病，各年龄段均可发病。在发展中国家，急性感染性腹泻是儿童营养不良与死亡的主要原因，对于老年人，尤其是患有基础疾病的体弱老人，罹患急性胃肠炎后，发生严重并发症和死亡风险极高。健康成人患急性胃肠炎虽然很少致死，但会增加大量医疗和社会成本。

不同地区感染性腹泻病原体有差异。欧洲、北美、其他工业国家的感染性腹泻主要病原体为病毒，而发展中国家由于卫生条件差，主要病原体是细菌和寄生虫。我国法定传染病报告中除了霍乱需要上报，其他都以临床诊断为主，临床门诊很少进行腹泻标本病原学诊断，因此病原学监测资料不是很丰富，有研究报道，腹泻标本病毒检出率为 36.61%，细菌检出率为 15.80%。病毒性腹泻主要病原体是轮转状病毒和诺如病毒，当幼儿口服轮状病毒疫苗以后，严重轮状病毒感染病例大幅度减少，诺如病毒被认为是全球胃肠炎流行的主要病因。

病毒性胃肠炎与细菌性胃肠炎相比较，具有如下不同。

（1）致病量：病毒性胃肠炎只需 10～100 个病毒就可以致病，细菌性胃肠炎一般要大于 10^5 个细菌才可以致病。

（2）季节性：病毒性胃肠炎在温带地区，冬季高发；在热带地区，四季均可发病；细菌性胃肠炎在发展中国家，在夏季、雨季高发。

（3）潜伏期：病毒性胃肠炎的潜伏期多数为 1～3 天，诺如病毒更短，多数为 1～2 天，少数为 12 小时。细菌性胃肠炎多数为 1～7 天。

（4）宿主：病毒性胃肠炎的宿主主要是人类，细菌性胃肠炎的宿主有人类、动物，还有水。

（5）发热：轮状病毒、诺如病毒胃肠炎患者常见发热，其他病毒则不会。细菌性胃肠炎常由引起炎症性腹泻的细菌所致，部分病人有发热。

（6）呕吐：病毒性胃肠炎呕吐症状明显，尤其在儿童患者身上，可能是唯一的临床表现；细菌性胃肠炎中常见的产肠毒素的细菌会引起呕吐症状，其他病原菌不会引起呕吐。

（7）病程：诺如病毒的病程为 1～2 日，其他病毒病程为 2～8 日，大部分细菌性胃肠炎的病程为 2～8 日。

（8）诊断：病毒性胃肠炎是排他性诊断，细菌性胃肠炎可检验粪便和隐血。

（9）治疗：病毒性胃肠炎是自限性疾病，一般不需要特殊治疗，避免滥用抗生素和抑制胃肠动力药物，应给予补液和营养支持；细菌性胃肠炎多数患者仅需要补液和营养支持疗法，仅某些情况下需要使用抗生素。

诺如病毒主要通过粪-口途径传播，也可通过呕吐物排毒。急性期患者排毒量大，传染性强。感染诺如病毒以后，发病率为 50%，感染后人体只可以获得短期免疫。目前缺乏理想的抗病毒药物与疫苗。保护易感人群主要依靠与传染源物理性隔离的方法，如发生疫情的班级停课或学校停课，对相关人员进行健康教育以提高传染病防护意识，改善卫生习惯，如正确洗手、不吃生食冷饮等。

目前诺如病毒优势毒株是 GⅡ.4 基因型，在全球一体化的背景下，人员流动和贸易往来频繁，以及未来在病原体自身进化和群体免疫的双重压力下，诺如病毒是否会进化出具有致病性的变异株还不能肯定。所以，研究人员应持续开展诸如病毒监测和研究工作，加快疫苗研制、试验和接种策略研究，为应对疫情的流行做好技术准备。

不要忘记其他"小众"病原体

人们比较了解细菌、病毒病原体，而对衣原体、支原体比较陌生，关于鹦鹉、鹦鹉热、鹦鹉热衣原体，彼此之间的关系，不太清楚。

有研究表明，患呼吸道疾病的儿童和成人，肺炎支原体抗体阳性率较高，有些已经超过肺炎链球菌，那么，肺炎支原体是何方神圣？一般人也不太清楚，下面就致病的衣原体、支原体作简单介绍。

衣原体——鹦鹉热"元凶"

衣原体是一类严格在真核细胞内寄生的微生物（过去被认为是病毒），广泛寄生于人类、哺乳动物和禽类，仅少数能致病，这类致病的衣原体主要有四种：沙眼衣原体、肺炎衣原体、鹦鹉热衣原体和反刍动物衣原体。衣原体对多种广谱抗生素敏感，比如四环素、多西环素、氧氟沙星、阿奇霉素等。

我国学者汤飞凡（1897—1958）于1955年采用鸡胚卵黄囊，在世界上首次分离、培养出沙眼衣原体，为以后科学研究奠定了基础。沙眼衣原体有三个生物变种：沙眼生物变种、性病淋巴肉芽肿生物变种和鼠生物变种。沙眼生物变种主要寄生在人类，没有动物储存宿主，可使人类患两种疾病：沙眼、泌尿生殖道感染。

沙眼主要通过眼—手或眼—手—眼传播，早期症状是流泪、眼睛有黏液性分泌物、结膜充血及滤泡增生。后期出现结膜瘢痕、眼睑内翻、倒睫毛等，造成角膜损害，影响视力或致盲，是发展中国家致盲的第一位病因。

　　泌尿生殖道感染主要通过性接触或母婴传播，临床上50%～60%非淋球菌性泌尿生殖道感染是沙眼衣原体。男性感染衣原体后，常表现为尿道炎，未经治疗者多转为慢性，周期性加重，或合并附睾炎、前列腺炎、直肠炎等。女性感染衣原体后，可引起尿道炎、宫颈炎、输卵管炎、盆腔炎、异位妊娠、不孕等。有报道80%～90%女性和50%以上男性，感染沙眼衣原体以后没有症状，或症状轻微。需要注意的是，大量感染者会在无意识情况下将衣原体传播给性伴侣。

　　沙眼衣原体的另一个亚种是性病淋巴肉芽亚种，也是通过性接触传播，全球发病率在下降，但在亚洲、非洲、南美洲地区仍在流行。这一亚种主要侵犯淋巴组织，在男性，引起化脓性淋巴结炎和慢性淋巴肉芽肿，常形成瘘管。由于分子检测技术日益普及，患直肠炎的男同性恋者有较高检出率。在女性，常见腹股沟综合征（腹股沟淋巴结疼痛）。

　　肺炎衣原体是包括肺炎、支气管炎、咽炎、鼻窦炎等呼吸道疾病常见病原体，通过飞沫或呼吸道分泌物传播，初次感染人群主要是学龄前儿童，再次感染多见成人。起病缓慢，常表现咽痛、声音嘶哑等症状，可引起心包炎、心肌炎、心内膜炎，与冠心病、心梗也有关。与其他病原体导致的肺炎比较，肺炎衣原体肺炎没有特异性症状，需要通过实验室检测才可以明确是否感染肺炎衣原体。推荐使用药物有四环素、红霉素、阿奇霉素、加替沙星等。

鹦鹉热衣原体可以感染 17 种哺乳动物及 140 余种禽类。这种感染性疾病通常不会在人与人之间传播，人类的感染是通过接触含有病原体的家畜、家禽排泄物，或鼻腔分泌物，或羽毛的粉尘。临床上，感染鹦鹉热的患者，多见饲养和售卖家禽的农民、兽医、家中养观赏鸟人群。随着二代测序技术的发展与推广，鹦鹉热衣原体肺炎报道将逐渐增多。

有报道称，鹦鹉热衣原体肺炎占社区获得性肺炎的比例为 $0.5\%\sim15\%$，平均为 1%。由于衣原体培养技术难度高，处理标本时可能被感染，因此生物安全级别要求高，普通医院的临床实验室很少开展作为诊断金标准的培养技术。由于目前国内仍缺少大规模临床病例分析，广大临床医生对本病的认识还有待提高。

人类鹦鹉热典型症状如下：突然出现发烧、寒战、剧烈头疼、肌肉疼痛、肝脾大和胃肠道症状，也有心脏并发症、意识改变，等等。但是，鹦鹉热衣原体肺炎起病隐匿，常常早期症状不典型，可以从无症状，快速进展为严重的非典型肺炎。鉴于临床表现及各种检查缺乏特异性，鹦鹉热衣原体肺炎早期诊断具有挑战性，尤其对重症病例诊断困难。如早期不进行有效的抗感染治疗，患者短时间内可转为危重症，病死率高达 $10\%\sim20\%$。

鹦鹉热实验室检测指标特点如下：

（1）白细胞总数不高，中性粒细胞比例增高。

（2）CRP 明显增高，约 50%病例降钙素原增高。

（3）乳酸脱氢酶和肌酸激酶明显增高。

（4）低氧血症发生率高。

研究表明，二代测序技术在鹦鹉热衣原体肺炎以及所致的重症肺炎诊断、预后发挥关键性作用。采用的标本是血液、痰液和肺泡灌洗液。建议首选肺泡灌洗液，因为其检出率更高。但是，该技术在实验室标准化操作、规范化实验报告和临床准确解释上必须专业、规范，否则导致检测结果具有不确定性，延误临床诊治。为了弥补这块短板，建议对重症鹦鹉热衣原体肺炎患者采用诊断性支气管镜检查。为早期病原体的快速评估提供客观依据，提高初始选用抗菌药物治疗的正确率。

支原体——和肺炎、性病搞暧昧

支原体是一类没有细胞壁的原核生物，相比细菌，其大小（150～350 纳米）更接近病毒，是目前所知，能在无生命的人工培养基中繁殖的最小微生物。

因为没有细胞壁，支原体对理化因素影响比细菌敏感，容易被消毒剂灭活，但是对醋酸铊、结晶紫抵抗力大于细菌。针对干扰细胞壁合成的抗生素没有效果（如青霉素类和头孢菌素类），针对干扰蛋白质合成的抗生素有效果，推荐药物有阿奇霉素、克拉霉素、红霉素、多西环素、左氧氟沙星、莫西沙星等，不过，目前研究报道，北京、上海等地区面临严峻耐药问题。

支原体广泛存在于人、动物体内，大多不致病。对人致病的主要是肺炎支原体、泌尿生殖道感染支原体。

肺炎支原体直至 20 世纪 60 年代才被确认为是支原体家族的一员。肺炎支原体肺炎在全球范围内存在，通过患者咳嗽时喷出的飞沫传播，多为散发病例。每 3～6 年发生一次地区性流行，流行时间可长达 1 年，流行年份的发病率可以达到非流行年份的数倍，容易在学校、幼儿园及军队等人员比较密集的环境内集中发病。它通常与肺炎衣原体、军团菌一起，被认为是"非典型性"社区获得性肺炎最重要的病原体。

急性肺炎支原体感染潜伏期为 2～4 周，临床表现通常是上呼吸道感染和肺炎，如咽炎、气管支气管炎，多数患者表现为头痛、萎靡、寒战、发热。临床症状与其他肺炎相比，没有特殊性。症状通常在发病后 2～3 周内缓解，尽管是自限性疾病，但是适当使用抗生素会缩短疾病持续时间。部分患者在急性期后会出现长时间的胸闷气喘或反应性气道疾病。慢性肺炎支原体感染是目前研究热点。

肺炎支原体感染有时候出现肺外表现，如神经、皮肤、心脏、风湿和血液系统疾病，尤其是免疫力低的人群。有趣的是，肺炎支原体感染有肺外表现者，通常不出现呼吸系统症状。诊断支原体感染最灵敏、最快速的方法是呼吸道分泌物标本查病原体核酸联合血液标本查病原体抗体。

泌尿生殖道感染支原体中主要有人型支原体、生殖支原体和解脲支原体。1986 年我国首次分离出解脲支原体，20 世纪 90 年代开始广泛受到重视。泌尿生殖道感染支原体在人体中定植，当分娩时，由母体产道感染给新生儿，成年后，通过性接触传播。临床表现有尿道炎、肾盂肾炎、尿路结石，也有盆腔炎、产后和流产后感染，在极少数情况下引起非泌尿系统感染。

在条件较好的医学实验室可以进行微生物培养与核酸检测。当未出现临床症状时，不需要治疗。一旦需要治疗，推荐药物有针对人型支原体的多西环素、克林霉素；针对生殖支原体的阿奇霉素；针对解脲支原体的阿奇霉素、克拉霉素、红霉素、多西环素。已有研究表明，泌尿生殖道支原体感染也同样面临耐药难题。

　　人类与病原微生物的斗争，是较量，是博弈，是道路崎岖的漫漫征途⋯⋯